LA SYPHILIS

ET

LES ASSURANCES SUR LA VIE

ÉTUDE MÉDICO-LÉGALE

PAR

Le Docteur Hippolyte MIREUR (de Marseille)

Médecin des Compagnies *L'UNION* et *LA CONFIANCE*

DEUXIÈME ÉDITION

PARIS

G. MASSON, ÉDITEUR

LIBRAIRE DE L'ACADÉMIE DE MÉDECINE

Boulevard Saint-Germain

1882

LA SYPHILIS

ET LES ASSURANCES SUR LA VIE

ÉTUDE MÉDICO-LÉGALE

Pour ceux qui, dans l'avenir, voudront étudier les phases économiques les plus saillantes des diverses époques, la seconde moitié du dix-neuvième siècle présentera ce caractère incontestable d'avoir vu, pour ainsi dire, naître et grandir le système des assurances. Avant 1850, il est vrai, le principe de ces institutions tutélaires existait déjà ; mais elles-mêmes n'étaient encore qu'à l'état d'enfance et restreintes en de très étroites limites. Depuis lors, que de progrès se sont accomplis ! Que de fruits a déjà porté ce germe fécond !

L'incendie, l'accident, la vie, sans parler des assurances maritimes, telles sont les branches dont le développement a été le plus rapide et, mieux encore, dont la propagation s'impose de jour en jour. L'heure est prochaine, nous en avons la certitude, où il n'y aura plus un seul immeuble qui ne soit garanti contre la destruction par le feu, aucun patron assez téméraire pour ne pas mettre à couvert sa responsabilité vis-à-vis de ceux qu'il fait travailler. Ce sont là des idées de prévoyance et de sagesse, qui témoignent de l'esprit à la fois pratique et positif de notre siècle, et qu'il est essentiellement moral, pour tout homme éclairé, de défendre et de propager.

Si l'assurance sur la vie ne s'est pas encore généralisée en France comme elle l'est en Angleterre et aux États-Unis, il faut du moins reconnaître qu'elle entre peu à peu dans nos mœurs. Déjà on se familiarise avec elle et nul doute que dans un avenir rapproché, dès que ses salutaires effets seront bien connus et appréciés à leur juste valeur, elle n'atteigne des proportions en rapport avec les avantages qu'elle présente. Nul doute que le nombre des assurés, eu égard à l'ensemble de la population, qui n'est aujourd'hui que de dix pour cent environ, ne double et ne triple même, égalant alors les proportions qui existent chez nos voisins d'Outre-Manche.

Par une conséquence naturelle, ce développement incessant des assurances de toute nature et de tout genre, fait aussi de toute question qui s'y rattache une question d'actualité. L'opinion publique, en effet, demande à être instruite ; on comprend qu'elle veut se faire une religion sur ce sujet presque nouveau pour elle. N'est-ce pas là, pour ces institutions, un signe précieux et le présage certain de leur pleine prospérité à brève échéance ?

L'étude que nous publions aujourd'hui n'est pas écrite dans ce but ; elle n'a pas la prétention de dire les avantages des assurances, ni d'encourager leur vulgarisation ; on aurait tort, par conséquent, d'y chercher ce qu'elle ne saurait contenir

C'est une simple esquisse qui n'a d'autre vue que d'envisager un point spécial et encore assez obscur de la question générale, de fixer un principe qui n'a pas encore été suffisamment établi ; c'est, en un mot, une dissertation pratique qui s'adresse de préférence aux magistrats et surtout aux directeurs et aux médecins d'assurances. Aux magistrats, pour les renseigner sur certains points techniques et délicats qu'ils peuvent avoir à juger ; aux directeurs et aux médecins d'assurances pour leur indiquer la conduite que nous croyons la meilleure dans des éventualités diverses et toujours difficiles.

Une autre classe de personnes, nous l'espérons du moins, qui trouvera peut-être aussi quelque intérêt à la lecture de ce travail, est celle des assurés. Ils verront dans les pages qui vont suivre que si nous nous établissons les défenseurs des compagnies, de leurs exigences dans ce qu'elles ont de légitime, nous ne soutenons pas avec moins d'ardeur les prétentions qu'ils ont eux-mêmes à faire valoir, c'est à dire leurs intérêts.

Pour faire en toute justice cette revendication de droits différents mais également respectables, nous nous sommes pénétré avant tout des inspirations de notre conscience ; c'est dire la parfaite sincérité qui a présidé à chacune de nos conclusions.

Cette étude devait d'abord ne former que le sujet d'un chapitre de l'ouvrage plus important que nous avons en cours d'exécution et qui aura pour titre : *La syphilis devant les tribunaux*. Mais, à mesure que nous en approfondissions les détails, il nous a paru préférable d'en faire l'objet d'un mémoire spécial. Ainsi, avons-nous pensé, nous pourrons mieux à notre aise lui consacrer tous les développements qu'elle comporte. Une telle question, en effet, pour être envisagée sous toutes ses faces, exige des exposés si minutieux qu'ils ne sauraient convenir aux allures d'un livre tant soit peu didactique. D'autre part, ce développement incessant des assurances sur la vie, développement que nous avons signalé pour le présent et que nous prévoyons plus considérable encore dans l'avenir, n'impose-t-il pas le devoir de produire au grand jour et le plus tôt possible toutes les discussions qui s'y rattachent ?

Pour les compagnies d'assurances sur la vie, la question que nous soulevons, elles n'ont pas à se le dissimuler, est d'une importance capitale. La syphilis est une maladie si répandue à notre époque, que ce serait se faire une singulière illusion de croire que le plus grand nombre des assurés n'en ont pas été atteints soit avant, soit après leur contrat. Si les affections survenues dans cette dernière condition, c'est-à-dire après le contrat, ne doivent pas entrer en ligne de compte, il n'en est pas de même de celles qui l'ont précédé. Il s'agit donc de savoir quelle doit être la conduite des assurances vis-à-vis des proposants que la plus grave des maladies vénériennes a frappés. En les acceptant, elles peuvent nuire d'une manière très préjudiciable à leurs intérêts ; en les rejetant, elles vont aussi se porter un tort immense, puisqu'elles se priveront volontairement de la plus grande partie des affaires qu'elles croyaient réalisables, et sur lesquelles elles avaient même le droit de compter.

D'après ce simple exposé, on voit déjà combien le problème que nous avons à résoudre, est complexe et d'un autre côté combien il était utile de le traiter. Malgré toutes les difficultés qu'il présente, si nous n'avons pas hésité à l'aborder, c'est que nous avons acquis la certitude, après mûr examen, qu'il y avait là matière à une œuvre de conviction, d'opportunité, et, peut-être même, de haute morale.

La question de la syphilis dans ses rapports avec les assurances sur la vie est une question toute nouvelle. Deux fois seulement, s'il faut s'en rapporter aux annales judiciaires, elle a été portée devant les tribunaux, une fois en France et une fois à l'étranger. La jurisprudence n'est donc point encore bien établie sur ce sujet. Puissent les réflexions qui vont suivre, avoir sur elle quelque influence dans le sens qu nous allons indiquer !

I

Le 28 août 1875, le tribunal de première instance d'Yvetot (Seine-Inférieure) ayant à se prononcer sur l'effet valable ou nul d'un contrat d'assurance sur la vie, dont la compagnie l'*Alliance des départements*, pour des motifs particuliers, refusait l'exécution, rendit le jugement suivant :

MOTIFS. Attendu que le jugement du 6 février dernier n'ayant pu recevoir son exécution, à cause du décès du sieur B..., arrivé le 31 mars 1875, les parties reviennent devant le Tribunal; la Compagnie, pour soutenir sa demande originaire en nullité du contrat; la dame veuve B..., pour demander le paiement de la somme de 30.000 francs, montant de l'assurance faite sur la tête de son mari ;

Que la question à résoudre est, comme à l'origine du procès, celle de savoir si le contrat d'assurance intervenu entre la Compagnie et le sieur B... doit être annulé comme entaché de fraude ;

Attendu qu'en proposant une assurance sur la vie à la Compagnie l'*Alliance des Départements*, le 21 octobre 1873, et en réalisant le contrat par la signature de la police le 2 décembre suivant, le sieur B... se soumettait formellement aux statuts de la Compagnie, dont l'article 1er est ainsi conçu :

« Les déclarations de l'assuré et du contractant servent de base au contrat; toute réticence, toute déclaration fausse ou inexacte, de nature à modifier l'opinion de la Compagnie sur le risque, annule l'obligation de la Compagnie. »

Que tout contrat régulièrement formé est la loi des parties contractantes ;

Attendu, dès lors, que s'il est démontré que B... ait commis une réticence, ou fait sciemment une déclaration fausse ou inexacte, le contrat intervenu entre lui et la Compagnie doit être annulé ;

Attendu que lors de la proposition d'assurance, faite le 21 octobre 1873, B... répondant à la question suivante :

« Avez-vous eu à votre connaissance quelques maladies réputées graves; quelles ont été ces maladies » ? a consigné par écrit cette réponse; jamais de maladie.

Qu'interrogé le 30 octobre par le docteur T..., de Rouen, sur les différentes questions contenues au n° 6 du questionnaire de la Compagnie, ainsi conçu :

« Avez-vous été attaqué, et à quelle époque, de maladies du cerveau ou de la moelle épinière, de goutte, des organes génitaux et urinaires, etc... ? »

B... a répondu sans aucune distinction :

« Jamais de maladie grave. »

Enfin qu'au n° 10 du même questionnaire ainsi conçu : « Enfin, déclarez-vous ne rien cacher de ce qui pourrait influencer la Compagnie sur la décision qu'elle doit prendre ? »

B... s'est contenté de répondre : Bien portant.

Attendu que les déclarations ci-dessus rappelées du sieur B... ont été la cause déterminante et la base du contrat intervenu entre lui et la Compagnie, et que celle-ci devait croire que l'assuré n'avait jamais eu de maladie ni de la moelle épinière, ni des organes génitaux et urinaires ;

Attendu qu'il est reconnu et constant que le sieur B... est décédé le 31 mars 1875 d'une affection de la moelle, appelée par la science myélite chronique ;

Que, dans des conclusions signifiées au cours de l'instance sur lesquelles est intervenu le jugement du 6 février 1875, B... a fait écrire que lors des négociations qui ont précédé la proposition d'assurance, « interrogé sur sa santé personnelle, il déclara qu'il souffrait en ce moment d'une affection nerveuse dans les membres inférieurs, qui le faisait boîter très-sensiblement. »

Que, cependant, on ne trouve aucune trace de cette déclaration, ni dans la proposition d'assurance où B... affirme qu'il est en bonne santé, n'a aucune infirmité et n'a jamais eu de maladie, ni dans ses déclarations passées devant le docteur T... le 30 octobre 1873 ;

Que si la preuve d'une réticence ne résulte pas nécessairement du rapprochement des documents ci-dessus énoncés, cette preuve devient complète par la lettre du 16 avril 1874, signée Labbé, versée au procès par la dame veuve B...

Attendu, en effet, qu'il résulte de cette lettre, laquelle sera enregistrée en même temps que le présent jugement :

1° Qu'au mois d'avril 1874, le sieur B... était atteint d'une maladie de la moelle déjà passée à l'état chronique ;

2° Qu'à une époque antérieure à son mariage, par conséquent avant le 30 octobre 1873, il avait été atteint de la syphilis;

Attendu que dans l'état actuel de la cause, le Tribunal trouve dans les faits et les pièces du procès, les éléments nécessaires à la solution des difficultés pendantes, sans qu'il soit besoin de recourir à un errement à fin de preuves;

Qu'en effet, il est établi et demeure certain, par la production de la lettre ci-dessus visée, que le sieur B... a trompé la Compagnie en dissimulant tout au moins dans la proposition d'assurance et, lors de l'examen médical, qu'il avait eu à une époque antérieure une affection des organes génitaux et urinaires;

Attendu qu'on objecte que B... était de bonne foi, qu'il pouvait et devait même ignorer l'existence de sa maladie au mois d'octobre 1873, puisque plus de cinq mois après les médecins de Paris hésitaient encore à la caractériser;

Qu'il est facile de reconnaître, par la lecture du document récemment mis au procès, que les éminents spécialistes dont il s'agit n'hésitaient, à l'époque, à se prononcer que sur les causes et la curabilité plus ou moins incertaines de la maladie de la moelle pour laquelle ils lui donnaient leur avis, et nullement sur le diagnostic;

Attendu que s'il n'est pas juridiquement démontré que la maladie constatée au mois d'avril 1874, par les docteurs Labbé et Ricord, était celle qui, de son propre aveu, faisait boîter sensiblement le sieur B... à l'époque de la proposition d'assurance, il est bien difficile d'admettre qu'une affection chronique, réputée très-grave au 15 avril, et considérée comme incurable peu de jours après, ait été ignorée de celui qui en souffrait six mois auparavant;

Attendu que l'objection tirée de ce que la Compagnie, en soumettant le sieur B... à un examen médical, aurait changé les conditions du contrat, n'est pas fondée.

Que l'examen médical prévu par la proposition d'assurance n'était qu'une précaution prise par la Compagnie, qu'il n'a pu apporter aucune modification aux conditions générales des statuts, sous l'empire desquels le contrat s'est formé, ni couvrir la dissimulation dont l'assuré s'est rendu coupable;

Attendu que des considérations qui précèdent, il résulte que, s'il n'est pas certain qu'à la date du 21 et 30 octobre 1873 le sieur B... ait su que la maladie qui le faisait boîter sensiblement était une affection de la moelle épinière, il est constant pour le Tribunal qu'à la même date il ne pouvait ignorer, et a dissimulé cependant qu'il avait été atteint à une époque antérieure de la syphilis, affection des organes génitaux et urinaires ;

Qu'il s'est donc rendu coupable de réticence et qu'il a fait une déclaration fausse, de nature à induire la Compagnie en erreur sur l'importance du risque qu'elle acceptait ;

Que, dès lors, le contrat d'assurance intervenu entre le sieur B... et la Compagnie l'*Alliance des Départements* doit être annulé pour cause de dol ;

Attendu que dès le 11 juillet 1874 la Compagnie, proposant au sieur B... la résiliation amiable du contrat, lui faisait offrir la somme de 834 francs, montant des primes déjà payées ;

Qu'elle demande aujourd'hui, en même temps que la nullité du contrat, que les offres refusées par B... soient déclarées bonnes et valables ; qu'elle demande encore, pour compléter sa libération envers les représentants du sieur B..., à être autorisée à consigner la somme offerte, déduction faite des dépens par elle faits ;

Que la demande de la Compagnie procède bien sur tous les points, et qu'il y a lieu de l'accueillir sans qu'il soit besoin de recourir à l'enquête conclue ;

Attendu, toutefois, que les réserves faites par la Compagnie contre les représentants du sieur B... sont sans objet en présence de la solution qui va suivre ;

Par ces motifs : Le Tribunal, statuant en premier ressort matière ordinaire,

Rejette comme inutile la demande d'enquête ;

Déclare nul et de nul effet le contrat d'assurance sur la vie intervenu entre la Compagnie l'*Alliance des Départements* et le sieur B..., suivant acte sous-seing privé, en date, au Havre, du 30 novembre, et à Yvetot du 2 décembre 1873 ; enregistré au Havre le 8 juillet 1874 ;

Et, pour remettre les parties au même et semblable état où elles se trouvaient avant le contrat ;

Dit à bon droit les offres faites au sieur B..., par procès-verbal de L..., huissier à Yvetot, en date du 11 juillet 1874, les déclare bonnes et valables ;

Dit qu'au moyen de la consignation de la somme ci-après fixée à la caisse des consignations de l'arrondissement d'Yvetot, la Compagnie sera valablement libérée envers les représentants du sieur B... ;

Condamne la dame veuve B... en la qualité qu'elle agit, aux dépens des deux instances, dans lesquels entreront le coût et l'enregistrement de la police et le procès-verbal d'offre ;

Autorise la Compagnie à prélever les dits dépens sur la somme offerte, dit que l'excédant seulement, s'il s'en trouve, sera consigné.

Fait distraction des dépens au profit de D..., avoué, sur son affirmation d'en avoir fait l'avance.

Sur le surplus des conclusions des parties les met hors de cause.

La Cour d'appel de Rouen confirmait, le 21 janvier 1876, ce jugement du tribunal civil d'Yvetot par un arrêt conçu en ces termes :

La Cour. — Attendu qu'il est intervenu les 30 novembre et 2 décembre 1873, entre la Compagnie d'assurances sur la vie l'*Alliance des Départements* et B..., négociant, âgé de trente-quatre ans, un contrat par lequel la dite Compagnie s'est engagée à payer 30.000 francs, soit à sa femme en cas de prédécès, soit à ses enfants ou à son ordre, moyennant la prime annuelle de 834 francs.

Que B... étant tombé malade en juillet 1874, et la Compagnie ayant demandé la résiliation du contrat pour cause de réticence, en offrant de lui restituer le montant de la prime déjà payée, il s'agit de rechercher aujourd'hui avec sa veuve, ès-noms qu'elle agit, si l'assurance est valable ou nulle ;

Attendu que l'article 1er de la police porte que les déclarations de l'assuré servant de base à la convention, toute réticence, toute déclaration fausse ou inexacte, de nature à modifier l'opinion de la Compagnie sur le risque, annulent l'assurance ;

Que le 21 octobre, lors de la proposition faite à l'assuré, il a été consigné sur la police, d'après ses propres déclarations, qu'il n'était atteint d'aucune infirmité et n'avait jamais eu de maladie grave ;

Que lors de l'examen médical du 30 octobre par le docteur T..., B... répondait encore négativement aux questions qui lui étaient posées, notamment s'il avait été attaqué, et à quelle époque, d'une maladie de la moelle épinière et des organes génitaux ;

Qu'il affirmait enfin se bien porter et ne rien dissimuler de ce qui pouvait influencer la décision de la Compagnie ;

Qu'il est cependant établi qu'à l'époque même de l'assurance B... se savait affecté de la moelle épinière ; qu'il résulte, en effet, de la lettre du 16 avril 1874 adressée à sa belle-mère par Labbé, médecin à Paris, « que son gendre était depuis longtemps « atteint d'une maladie de la moelle à marche lente, chronique « en un mot ; que la lésion est malheureusement trop certaine, « et que, s'il existe une amélioration dans la marche, si les « jambes sont moins hésitantes, les bras restent toujours ce « qu'elle-même les avait vus ; »

Qu'il ignorait si peu la nature de son mal que, dans ses conclusions du 18 décembre 1874, devant le Tribunal d'Yvetot, il est forcé de confesser que « quant à sa santé personnelle, ce qui était du reste parfaitement visible, il souffrait en ce moment d'une affection caractérisée nerveuse dans les membres inférieurs, qui le faisait boîter très-sensiblement ; »

Que vainement il prétend que cette indisposition qui, pour lui comme pour les médecins, ne présentait aucune gravité, a trompé les pronostics de la science et s'est aggravée contre toute prévision ;

Qu'en présence des aveux qu'il a eu l'imprudence de signifier lui-même à la Compagnie, il est constant que, par une dissimulation qui porte sur la substance même de la chose objet du contrat, il a induit celle-ci en erreur et vicié son consentement (art. 1.110 du Code civil) ;

Que d'ailleurs le mal avait, dès le jour du traité, pris une telle intensité que, moins de cinq mois après, les médecins de Paris le déclaraient incurable, et que l'assuré succombait à ses atteintes le 31 mars 1875 ;

Qu'il est en outre établi, par la lettre du 16 avril, qu'antérieurement à son mariage, B... avait été affecté de la syphilis ; qu'il a cependant affirmé qu'il n'avait jamais eu de maladie des organes génitaux, nouvelle inexactitude qui aggravait le risque et portait préjudice à la Compagnie ;

Que la veuve B... soutient, il est vrai, que l'examen subi par son mari chez le docteur T..., à Rouen, avant la conclusion définitive du traité, en a changé les conditions ;

Que sans doute si, par le fait spécial d'un de ses agents, la police contenait une réticence ou une déclaration inexacte, la Compagnie serait responsable de l'omission ou de la rédaction vicieuse de son préposé ; qu'elle ne pourrait imputer sa propre faute à l'assuré, qui a suivi sa foi ;

Mais que le docteur T... n'a jamais été le représentant de la Compagnie vis-à-vis de B... ; qu'il ne s'est substitué ni à l'assureur dans la constatation des circonstances, ni dans la rédaction de la police ;

Que, chargé par elle de la délicate mission de vérifier d'une part les déclarations de celui-ci et de donner de l'autre un avis sur le mérite de ces déclarations, sa visite n'était qu'une garantie particulière, un contrôle exercé dans l'intérêt de l'assureur, et complètement étranger à l'assuré ;

Que le secret personnel imposé au médecin, comme son caractère professionnel, s'opposait à des révélations de cette nature, et qu'aucun lien de droit ne s'est formé entre B... et lui ;

Que c'est le 21 octobre que les réponses de B... étaient consignées sur la police par le préposé de la Compagnie, tandis que l'examen médical n'avait lieu que le 30 ;

Que cet examen ultérieur et purement confidentiel n'a donc pu ni modifier les statuts sous l'empire desquels il a contracté, ni déplacer les responsabilités en couvrant le vice dont cet acte était infecté dès l'origine ;

Attendu que les conventions librement formées tiennent lieu de loi à ceux qui les ont faites (art. 1.134 du Code civil) ; que, d'ailleurs, et à défaut de stipulation expresse et spéciale, il est de principe, en matière d'assurances, que toute réticence, toute fausse déclaration de la part de l'assuré qui diminueraient l'opinion du risque ou en changeraient le sujet, annulent le contrat (art. 348 Code de commerce) ;

Qu'il en est ainsi aux termes de droit, alors même que la réticence ou la fausse déclaration n'aurait pas influé sur le dommage ou la perte de l'objet assuré ;

Qu'il importe donc peu que les affections qui avaient altéré la santé de B... aient ou non influé sur son décès prématuré ;

Que, nulle dès le principe, à défaut du concours des volontés sur les éléments essentiels et constitutifs, la convention aléatoire du 20 novembre n'a pu produire aucun effet légal et juridique ;

Qu'il y a lieu, dès lors, de la déclarer non avenue et de valider les offres faites à B... par l'*Alliance des Départements*, le 11 juillet 1874, de lui restituer la somme de 834 francs, montant de la prime qu'il a payée ;

Par ces motifs,
Confirme.

Ajoutons à ces jugements les commentaires dont l'arrêtiste les fait suivre dans le *Recueil des lois et arrêts* de Dalloz (volume de 1877 — 2me partie. Page 126) ; nous aurons fait ainsi un exposé complet de tous les documents qui existent sur la matière.

« Cette décision, dit le commentateur, est à notre connaissance, la première qui ait été rendue sur ces questions par une Cour d'appel française. Mais on produisait devant la Cour de Rouen, dans l'intérêt de la compagnie d'assurance, une décision émanée d'une cour étrangère, dont nous croyons devoir faire connaître les termes, à raison de la nouveauté de la matière.

Le 10 février 1871, le tribunal de Hanovre avait rendu un jugement ainsi conçu :

« Attendu qu'aux termes de l'article premier de la police « toute fausse déclaration, toute réticence, soit de la part du « souscripteur, soit de la part de l'assuré, qui pourrait « influer sur l'appréciation du risque ou tromper sur sa « nature, entraîne de plein droit la nullité du contrat.

« Attendu que cet article ne s'applique pas à toutes les « déclarations fausses, ni seulement à celles qui sont dolosi- « ves, mais qu'il s'applique à toutes celles qui induisent « l'assureur à croire le danger moins grand ;

« Attendu qu'il résulte du même article qu'il suffit que la « fausse déclaration ait été faite par le souscripteur ou par « l'assuré ; que, dès lors, il n'est pas nécessaire qu'elle ait « été faite en commun par l'un et par l'autre ;

« Attendu que K.... a déclaré, dans le rapport médical du « médecin de la compagnie, qu'il n'avait jamais été atteint « d'aucune maladie des organes génitaux ;

« Attendu que la compagnie demande à prouver par

« témoins : 1° que K.... a été atteint, en 1869, d'une maladie « syphilitique pour laquelle il a été traité dans l'hôpital civil « de l'Indin ; 2° que cette maladie influe sur la durée de la « vie humaine ;

« Attendu que ces faits, s'ils étaient prouvés, entraîne- « raient l'annulation du contrat aux termes de l'art. premier « précité, une maladie syphilitique aggravant toujours les « risques à courir ;

» En conséquence le Tribunal admet la compagnie à prou- « ver par témoins... etc... »

Après l'enquête et selon la procédure usitée dans le pays, la cause fut directement portée devant la cour de Hanovre qui, le 5 juin 1871, rendit l'arrêt suivant :

« Considérant qu'il résulte du rapport médical et des dépo- « sitions des témoins qu'une maladie syphilitique a existé à « un degré avancé chez l'assuré K... ; que cette affection n'est « pas sans influence sur la vie humaine, et qu'elle est de « nature à aggraver les risques courus par une compagnie « d'assurances ; qu'ainsi les preuves indiquées au jugement du « 10 février 1871 ont été administrées d'une manière régulière « et concluante ; — Par ces motifs, déboute... etc. »

Comme on le voit, cet arrêt et celui de la Cour de Rouen, avec de légères différences de forme, sont au fond identiques, tous deux se fondant sur la lettre du contrat. L'arrêt de Rouen ajoute avec raison qu'au besoin les dispositions de l'art. 348 du code de commerce suppléeraient au silence du contrat. Tous deux déterminent de la même manière quelles sont les fausses déclarations qui entraînent la résiliation du contrat ; il n'est pas nécessaire qu'elles aient été calculées par l'assuré dans le but de tromper l'assureur ; mais il faut qu'elles aient été de nature à diminuer, dans l'esprit de celui-ci, l'opinion du risque, en sorte que s'il avait connu la vérité, il n'aurait pas traité aux mêmes conditions.

Tous deux enfin sont d'accord pour décider que lorsqu'une affection antérieure a été dissimulée par l'assuré, il n'y a pas à rechercher en fait si cette affection a contribué à abréger sa vie mais uniquement si, en général, elle est de nature à influer sur la durée de la vie humaine, et si elle augmente ainsi les risques de l'assureur.

La Cour de Rouen a statué en outre sur un autre point. La veuve de l'assuré prétendait que l'examen médical, fait par le médecin de l'assureur, avait modifié les clauses du contrat, et invoquait la jurisprudence en matière d'assurances terrestres.

On décide, en effet, que l'assureur n'est pas admis à se prévaloir contre l'assuré de l'oubli d'une déclaration dans la police, rédigée et écrite par son propre représentant, alors qu'il est établi que ce dernier avait une entière connaissance de la situation et de toutes les circonstances de la cause, et que l'assuré a aveuglément suivi la foi de ce représentant, seul rédacteur de la convention. Mais il n'y a manifestement aucune analogie entre les deux cas. En effet, le médecin n'est pas le représentant de l'assureur, il est son conseil ; il n'est pas chargé de traiter avec l'assuré, mais seulement de l'examiner dans l'unique intérêt de l'assureur et de contrôler *de visu* la vérité de ses déclarations. De son côté, l'assuré est censé ignorer le résultat de cet examen qui ne lui appartient pas et qu'il ne peut à aucun titre opposer à l'assureur. Comment concevoir d'ailleurs que l'assuré qui, après avoir trompé l'assureur, a réussi à induire en erreur le médecin lui-même, puisse se prévaloir de cette erreur pour échapper à la déchéance qu'il a encourue par ses réticences et ses fausses déclarations. »

La question de la syphilis dans ses rapports avec les assurances sur la vie doit être envisagée, si on en veut faire une analyse complète, à deux points de vue très différents, en droit et en fait. Par suite, l'appréciation qui ressort de son étude change du tout au tout, c'est à dire qu'on approuve ou qu'on désapprouve à peu près sans réserve, suivant qu'on l'examine sous tel ou tel rapport. Au point de vue du droit, en effet, il semble impossible, au premier abord du moins, de critiquer les motifs sur lesquels sont fondés les divers jugements qu'on vient de lire ; mais, au point de vue du fait, on est frappé des graves conséquences que peuvent entrainer quelques uns des considérants admis par les tribunaux qui ont eu à juger.

Avant de laisser pénétrer en France la jurisprudence établie sur la matière par la cour de Hanovre, jurisprudence qu'ont paru adopter le Tribunal d'Yvetot et la Cour de Rouen, abstraction faite du cas particulier qui leur était soumis, n'y a-t-il pas quelques réflexions à faire sur ce grave sujet ? N'y a-t-il pas certaines considérations à produire sur les fâcheux effets qui ne manqueraient pas de survenir, soit pour les individus, soit pour les compagnies, si une pareille jurisprudence venait à s'affirmer ?... Ce sont précisément ces réflexions qu'il m'a paru utile de réunir dans les quelques pages qui vont suivre.

En somme, si nous simplifions la question pour la résumer en termes précis, nous nous trouvons en face de ce problème juridique : *Le fait d'avoir eu la syphilis et de ne pas en faire la déclaration à l'assureur, ou mieux au médecin de la compagnie, au moment de contracter une assurance sur la vie, constitue-t-il, au point de vue du droit, une cause suffisante de déchéance de ce contrat ?*

Nous ne saurions répondre d'une manière précise à cette question, qui forme, en réalité, tout le sujet du débat dont nous avons entrepris l'étude, sans avoir, au préalable, éclairci certains points secondaires ou du moins partiels qui s'y rattachent et dont la solution ne sera pas sans importance sur l'ensemble de nos conclusions. Par ce moyen seul, nous pourrons nous prononcer en pleine connaissance de cause et par suite avec quelque autorité.

II

Le premier de ces points secondaires qui se présente à l'esprit et qui doit être, par conséquent, étudié tout d'abord, est celui-ci : Le certificat médical ou plus simplement le questionnaire imprimé, que le médecin est appelé à remplir au moment de l'examen de la personne qui désire contracter une assurance sur la vie, doit-il porter cette demande? — *Avez-vous eu la syphilis ? Quels en ont été les accidents ?*

Les Compagnies d'Assurances sur la vie se sont sans doute beaucoup préoccupé de cette partie de leur questionnaire, puisqu'elles professent à ce sujet des idées très différentes. Les unes, en effet, se sont prononcées dans un sens et les autres dans un autre ; celles-ci posent franchement la question, tandis que celles-là s'en abstiennent.

De semblables hésitations de la part de compagnies qui toutes sont représentées par des hommes d'une compétence incontestable, prouvent surabondamment combien ce premier point est à la fois difficile et délicat à résoudre. Il n'y a donc pas à se faire illusion ; si des sociétés ayant le même but, les mêmes motifs de prudence, les mêmes besoins de garanties, suivent en ce cas une conduite si différente, c'est sans doute parce que, d'un côté comme de l'autre, il y a des avantages et des inconvénients.

Ignorant les réflexions qu'ont pu faire les compagnies pour agir dans tel ou tel sens, à quel point de vue elles se sont placées, qu'avons-nous à faire nous-même pour nous prononcer à notre tour ? — Rien de mieux que de peser chacun de ces avantages, chacun de ces inconvénients, et de voir ensuite de quel côté incline la balance. Si les avantages l'emportent sur les inconvénients, il n'y aura pas à hésiter, la question devra être adressée ; si, au contraire, les inconvénients sont plus forts, il conviendra de s'abstenir et de considérer comme inopportune cette mise en demeure de faire un aveu toujours pénible.

1° *Avantages d'une question relative à la syphilis dans le certificat médical.*

Sans doute les compagnies d'Assurances dans leur propre intérêt, dans l'intérêt de leurs actionnaires et même dans l'intérêt de leurs assurés, ne sauraient s'entourer de trop de précautions, rechercher trop de garanties toutes les fois qu'il s'agit d'accepter ou de rejeter un nouveau contrat. Or, le plus sûr moyen de se procurer la plus grande somme de garanties possible consiste certainement à obtenir sur le compte de la personne à assurer les renseignements médicaux les plus minutieux, les plus circonstanciés. Ce n'est que d'après ces renseignements parvenus à la direction centrale, qu'après les avoir étudiés et mûrement médités pour ainsi dire; qu'après avoir reçu à leur sujet l'avis et les explications de son Conseil médical (1), que l'Administration accepte ou refuse le proposant. Pour se prononcer ainsi à distance, il faut qu'aucun détail de santé ne soit négligé ; la

(1) Le conseil médical d'une compagnie d'assurances sur la vie est le médecin en chef de cette compagnie, c'est à dire celui qui, établi dans la même ville que la direction générale, a le soin d'apprécier les certificats médicaux de ses confrères, d'en admettre ou d'en rejeter les conclusions et enfin de donner à l'administration toutes les indications techniques soit orales, soit écrites dont elle peut avoir besoin.

Par contre, le médecin ordinaire est celui qui, accrédité auprès d'une agence de province, est chargé d'examiner les proposants, de consigner leurs réponses sur le rapport médical, et de formuler, d'après leur état de santé, des conclusions favorables ou défavorables à leur acceptation.

moindre inexactitude, la moindre omission suffirait pour faire commettre une faute à la compagnie, et pour l'engager ainsi dans une voie funeste à ses intérêts et plus encore à ses devoirs.

C'est donc pour avoir à leur actif toutes les garanties de prudence que les Sociétés d'Assurances n'ont pas abandonné à leurs médecins ordinaires, en dehors même des questions administratives, le soin de se prononcer en dernier ressort sur l'acceptation ou le refus des personnes soumises à leur examen. Là, il est vrai, existait une question de responsabilité trop pénible en certains cas qu'il fallait ménager. Mais n'est-ce pas aussi dans le même but que les compagnies, au lieu de s'en tenir de la part de leurs médecins à une conclusion générale, à une conclusion d'ensemble formulée par un de ces mots — *très acceptable* — *acceptable* — *médiocrement acceptable* — *non acceptable* — indiquant une appréciation graduée mais définitive, leur ont imposé, au contraire, l'obligation de faire pour chaque proposant une sorte de portrait physique, physiologique et surtout pathologique. Remarquons même qu'à ce point de vue elles ont poussé leur exigence si loin, qu'elles ont tenu à avoir chacun de ces portraits établis d'après un cliché uniforme, le questionnaire. M. le docteur A. Fabre, Conseil médical de la compagnie l'*Union*, dont la haute compétence en pareille matière est depuis longtemps établie, dit à ce sujet : « Ce portrait permettra à la direction de se déterminer d'après des règles à peu près constantes ; tandis qu'à son défaut elle reste exposée à rejeter ou à accepter des propositions qu'elle apprécierait autrement que le médecin si elle en connaissait bien toutes les conditions. Pour se prononcer, elle possède, en effet, plus de données statistiques que le médecin isolé qui a pu n'avoir que rarement l'occasion de s'exercer à cet ordre de recherches. On a comparé avec quelque raison le médecin de compagnie d'assurances à l'architecte chargé de visiter une maison à vendre ; il peut sans doute, après examen, conseiller l'acquisition ou en dissuader d'une manière générale ; mais n'est-ce pas au futur acquéreur à décider en dernier ressort ? Ne faut-il pas que l'expert lui mette sous les yeux tous les résultats détaillés de son expertise : l'état des planchers, des murs, de l'escalier, de la toiture, des fondations ? En un mot, l'architecte estime la valeur de l'immeuble, mais c'est l'acquéreur bien informé qui fixe le prix qu'il peut y mettre (1). »

Ces prémisses établies, il est certain qu'au point de vue spécial qui nous occupe, aucun renseignement sur les antécédents pathologiques du futur assuré ne sera superflu, et qu'à un point de vue plus spécial encore, le fait de savoir s'il n'a jamais eu de maladie constitutionnelle, comme la syphilis, aura une influence évidente sur le sort réservé à sa proposition. Quelquefois même, et dans certaines circonstances que nous aurons à déterminer, les compagnies auront un intérêt immédiat à savoir si la syphilis du proposant, unie à d'autres conditions pathogéniques, ne doit pas être une cause de refus ; si cette syphilis ne présente pas par elle-même des caractères assez graves pour augmenter les risques de mort, et par suite pour influer, en dehors de toute autre constatation aggravante, sur la décision qu'il s'agit de prendre au sujet du contrat proposé.

Ces diverses considérations envisagées comme elles doivent l'être, ont, à vrai dire, une importance capitale. Il est donc probable qu'elles n'ont pas été sans influence sur la détermination d'un certain nombre de Compagnies, qui ont conclu dans

(1) A. Fabre — Lettre adressée à MM. les médecins de l'Union, Paris 1877. In. 4°, page 11.

le sens de la nécessité d'une question relative à la syphilis dans le certificat médical. Nous-même, appréciant à leur valeur de tels avantages, nous n'hésiterions pas à émettre une opinion identique et à nous prononcer pour l'opportunité d'une demande directe, si les inconvénients de ce système ne nous étaient pas également démontrés, et surtout, si nous n'avions pas la conviction d'arriver au même but par des procédés différents, procédés que nous nous réservons d'indiquer, puisqu'ils font partie intégrante de notre programme.

2° *Inconvénients d'une question relative à la syphilis dans le certificat médical.*

Si nous avions à déterminer les deux principales phases de a vie où l'homme recourt à l'assurance, nous n'hésiterions pas à affirmer, sans crainte d'être démenti, que c'est au moment de son mariage ou au moment de devenir père. Or, nous ne supposons pas que dans ces circonstances, dont nous n'avons pas à faire ressortir ici la solennité, il plaise à qui que ce soit de faire à un médecin, qui le plus souvent n'est pas le vôtre, l'aveu de ce péché de jeunesse qu'on cherche plus que jamais à oublier soi-même. On sait bien que le secret médical est inviolable ; on n'ignore pas que les médecins, ces confesseurs des misères physiques, sont habitués à ces genres de confidences. Mais, ce qu'on n'oublie pas non plus, c'est ce oui fatal qu'il faut prononcer et que le docteur, obéissant à une consigne rigoureuse, doit inscrire ; ce dont on se souvient, ce sont ces deux mots si éloquents, malgré leur brièveté : *Scripta manent.* Oui, cet écrit, cette sorte de témoignage de mauvaise conduite qu'on vient de se décerner à soi-même et de signer de sa propre main, est là menaçant et terrible ! Sans manquer à aucune des promesses de discrétion, ce document si compromettant aura diverses étapes à franchir. Du docteur il ira chez l'agent de la Compagnie ; de chez l'agent chez les commis ; il sera ensuite expédié à la direction centrale ; là, apprécié, commenté, quel sera son sort, quels seront ses effets ? Heureux même, si avant d'arriver si loin, il n'a pas déjà provoqué quelque grave contrariété, qnelque conséquence funeste !

Mais, arrêtons là l'énumération de toutes ces craintes ; elles n'ont rien de fondé, rien de légitime ; personne ne le sait mieux que nous, et cependant le plus grand nombre pourra-t-il s'en défendre ?

Or, si ces craintes existent, ce qui est certain, si elles se répandent, ce qui est inévitable, l'assurance sur la vie devient presque impossible. Et certes, qu'on ne s'imagine pas que c'est là un paradoxe que nous voulons soutenir. Ceux qui savent jusqu'à quel degré d'exagération peut aller parfois chez quelques esprits timorés la crainte de l'examen médical, nous ont sans doute déjà compris. Que d'individus on pourrait citer, qui, par appréhension de cette formalité, lors même qu'ils se trouvent dans les meilleures conditions de santé pour être admis, hésitent à se faire assurer et y renoncent même !

Une des plus anciennes Compagnies françaises d'Assurances sur la vie, nous fournit à ce sujet et, très à propos, une preuve qu'on ne saurait révoquer en doute. Dans une circulaire récente, circulaire adressée à ses agents en date du 21 décembre 1880, cette compagnie s'exprime en ces « termes : « L'obstacle qui s'oppose le plus à la vulgarisation « des assurances sur la vie, est sans contredit l'accomplisse- « ment d'une formalité qui effraie bien à tort quelques per- « sonnes, et qui répugne à d'autres. Nous voulons parler de « l'examen médical.

« Jusqu'à présent cet examen avait été jugé indispensable, « parce que les assurances réalisées par les compagnies étaient « relativement peu nombreuses, mais aujourd'hui l'assurance

« ayant pris un grand développement, l'examen médical « devient moins utile C'est pourquoi le Conseil d'adminis- « tration du Crédit viager a décidé :

« Que toute assurance en cas de décès ou mixte de cinq « mille francs ou moins, sera dispensée de certificat de « médecin.

« Que tout assuré pour une somme supérieure et jusqu'à « concurrence de vingt mille francs, qui voudra être exempté « de l'examen médical, le sera à la condition qu'en cas de « mort dans le délai de trois ans, du jour de l'assurance, le « capital assuré ne sera pas exigible et que les primes « versées seront seules remboursées sans intérêts à ses héri- « tiers (1). »

Pour qu'une compagnie ait cru pouvoir innover de semblables combinaisons et supprimer le certificat médical, il faut, en vérité, qu'elle soit bien convaincue des appréhensions qu'inspire cette formalité. Or, s'il en est ainsi aujourd'hui et ce n'est pas douteux, tandis que le questionnaire de la plupart des compagnies ne fait aucune allusion, même indirecte, aux maladies vénériennes, que serait-ce demain si une question relative à la syphilis venait à y être introduite et devait figurer sur le certificat médical?— Les assurances, au lieu de suivre cette progression ascendante qui se manifeste depuis quelques années, et que la propagation des idées de prévoyance et de sagesse ne peut encore que développer de jour en jour, courraient le risque d'être entravées dans leur essor. Penser qu'une demande inopportune, souvent inutile, toujours indélicate, pourrait entraîner de telles conséquences, c'est juger la question et la résoudre dans le sens de l'abstention.

(1) Circulaire du *Crédit Viager* du 21 Décembre 1880.

III

Puisque les Compagnies d'assurances sur la vie doivent s'abstenir de poser directement à la personne à assurer la question de syphilis, n'y aurait-il pas pour elles des moyens discrets, détournés d'arriver au même but, sans se heurter à des susceptibilités plus ou moins légitimes, mais en tout cas très-excusables ?

En principe, il n'y a aucune présomption à affirmer que ces moyens existent ; mais avant d'indiquer la meilleure voie à suivre pour atteindre ce résultat, qui sauvegarderait à la fois l'intérêt des deux parties, examinons d'abord jusqu'à quel point il importe aux Compagnies de savoir si le proposant a eu ou n'a pas eu la vérole.

La syphilis est une maladie constitutionnelle qui a pour effet de vicier le sang et de produire des accidents de nature et de gravité très-variables. Comme toutes les maladies, et plus encore qu'aucune autre, cette affection diffère en intensité dans des proportions extraordinaires. Depuis la syphilis bénigne, qui ne se manifeste que par quelques symptômes à peine appréciables et qui guérit d'elle-même sans laisser aucune trace, jusqu'à cette redoutable affection qui, devenue heureusement fort rare de nos jours, constitue une des plaies les plus hideuses de l'espèce humaine, il y a une infinité de degrés différents. A chacun de ces degrés correspondent des influences très diverses sur la santé générale ; nulle à peu près dans la grande majorité des cas, cette influence peut quelquefois agir sourdement, ébranler de robustes constitutions, abattre les organismes les plus vigoureux De tels phénomènes étonnent souvent ceux qui les observent, et on se demande de quelles causes procèdent des effets si différents. Ces causes sont précises, car la science les a depuis longtemps définies, en indiquant d'abord la nature elle-même du virus infectant, et en second lieu le tempérament de l'individu infecté. Ajoutons à cette étiologie primordiale l'influence d'un traitement régulier, bien ordonné et bien suivi, d'un régime sévère, et nous aurons, en quelques mots, expliqué ces différences qu'on observe tous les jours dans l'intensité d'un mal, dont la gravité varie à l'infini. Tel individu, pourrait-on presque dire, telle syphilis ; et, telle syphilis, telle crainte pour l'avenir.

En présence de ces faits journellement constatés, il n'y a pas de ligne de conduite uniforme à tracer aux Compagnies ; il faut agir suivant les cas, suivant les personnes.

Les syphilis légères qui, d'après nos calculs, se présentent à notre époque dans les proportions de quatre-vingt-dix pour cent environ, sont, après une médication suffisante, sans action appréciable sur la santé générale ; leur pernicieuse influence sur l'organisme s'éteint avec le temps et par suite n'augmente en rien les chances de mortalité. C'est là le point capital qu'il s'agit d'établir.

Certains pessimistes, nous nous y attendons, ne manqueront pas de trouver nos idées beaucoup trop rassurantes et de les taxer d'un optimisme exagéré. Peu nous importe ; nos théories sont sincères parce qu'elles émanent de convictions profondes et que notre conscience seule les inspire ; on peut donc les combattre, mais on aurait tort de les blâmer.

Chacun, il est vrai, est libre de penser et d'agir comme il l'entend ; quant à nous, nous l'avouons en toute sincérité, si nous ne professions pas des idées si précises sur la curabilité absolue de la syphilis, nous serions, du moins, conséquent avec nous-même ; et jamais, non jamais, nous n'oserions autoriser le mariage d'un individu qui aurait contracté la syphilis. — Il s'agit ici, en effet, d'intérêts bien autrement graves que d'assurances sur la vie, que d'intérêts pécuniaires. L'avenir des familles, la santé de la femme, des enfants, de la race humaine est en jeu et répond sans réplique.

Il est certain que si, pour affirmer nos assertions relatives à l'innocuité du plus grand nombre des cas de syphilis, nous pouvions ici mentionner, à titre de preuves, quelques relevés statistiques précis, nos théories revêtiraient, par ce seul fait, un caractère de démonstration mathématique qu'il ne serait pas possible de contester. Malheureusement, les statistiques de ce genre, est-il besoin d'en faire la remarque, c'est-à-dire ne visant dans la société que la moyenne de la vie des individus atteints de syphilis, font complètement défaut à la science. Jamais jusqu'à présent, pareille appréciation n'a été tentée au moyen des chiffres, et il est fort douteux que jamais aussi elle puisse se réaliser.

Mais, à défaut de chiffres, l'observation journalière, constante, désintéressée des hommes qui, par la spécialité de leurs études, ont acquis sur ce genre de questions une compétence incontestable, et qui, à peu près tous, se sont prononcés dans le même sens n'est, certes, pas sans quelque valeur. Un de nos éminents confrères, M. le Dr Louis Jullien, énonçait, il y a quelques années à peine, un principe qui nous semble absolument fondé et qui indique avec une rare précision les différents moyens d'arriver dans notre art à la connaissance du vrai. « En médecine, disait-il, il y a deux

« moyens d'arriver à une vérité. Le premier, c'est la statis-
« tique brutale, l'expérimentation basée sur des faits nom-
« breux et bien observés; l'autre est ce travail incessant
« qui se passe dans l'esprit du médecin, sorte de statistique
« mentale, qui fait qu'après vingt ou vingt-cinq ans de
« pratique, il est invinciblement attaché à telle ou telle ma-
« nière de voir, d'apprécier, de faire, sans cependant être à
« même d'en fournir les preuves péremptoires (1). »

Bien que placé, par suite des enseignements de notre pratique déjà assez ancienne, dans la seconde des conditions indiquées par notre savant confrère pour affirmer ce que sur ce point nous croyons être la vérité, il ne nous convient pas cependant d'accorder trop de crédit à notre observation personnelle. La question de l'innocuité relative de la syphilis étant, en effet, la base fondamentale de toute cette étude, le sujet principal de notre discussion, nous n'éprouvons aucun embarras à reconnaître qu'il faut, pour atteindre pleinement notre but, c'est-à-dire la démonstration que nous avons en vue, des témoignages mieux autorisés, des preuves plus saisissantes. Or, si les statistiques brutales nous manquent pour donner à nos idées toute la certitude qu'elles comportent, plusieurs considérations d'un ordre supérieur viennent du moins à notre aide pour étayer leur vraisemblance et les rendre à peu près irréfutables.

La première et la plus importante de ces considérations repose sur la curabilité de la syphilis. A cet égard, si beaucoup de nos confrères, même parmi ceux dont l'autorité est le moins discutable, hésitent parfois à se prononcer, nous ne nous faisons, pour notre part, aucun scrupule de répondre d'une manière très-affirmative, quand, ce qui n'est pas rare,

(1) L. Jullien. — *Recherches statistiques sur l'étiologie de la syphilis tertiaire.* — Paris, G. Masson 1874.

on nous pose cette question : « Guérit-on de la vérole ? » — Oui, certainement, la syphilis est une affection qui se guérit et qui se guérit même d'une manière absolue. La preuve irréfragable en est dans les cas de récidive de cette maladie.

Tant qu'un organisme est sous le coup, ou mieux, sous l'influence du principe infectant, une nouvelle contagion n'est pas possible ; cet organisme est réfractaire au virus. Des inoculations ont été bien souvent tentées dans ce sens et ont toujours confirmé le fait. Mais lorsque, par suite d'une médication appropriée et aussi par suite du renouvellement du sang et des principes constitutifs de l'organisme, la réinoculation virulente redevient possible, c'est que l'action première du virus s'est éteinte. — Telle est, dans un autre genre, la vaccine. Aussi longtemps que la première inoculation vaccinale conserve son action préservatrice, tout autre réinoculation reste négative. Mais, que cette influence s'épuise avec le temps, qu'elle cesse d'exister, dès ce moment une nouvelle vaccination positive peut avoir lieu. Elle sera suivie, en ce cas, d'un résultat semblable à celui qu'on voit se produire chez l'individu qui n'a jamais été vacciné. — Il en est absolument de même pour la syphilis; on en fut atteint, on s'en est guéri; mais le jour de la guérison est aussi celui où l'on redevient apte à la contracter de nouveau.

Ces principes admis et les récidives de syphilis n'étant pas douteuses, — M. le docteur Diday en a cité un grand nombre d'exemples (1) et nous-même en avons observé, dans le cours

(1) Diday. — *Histoire naturelle de la syphilis.* — Paris 1863, page 243.
Cet illustre praticien ne relate pas moins de trente-deux cas bien observés de récidives de syphilis.

de notre pratique, deux cas très-positifs, — la curabilité de la vérole, curabilité complète, absolue, est par ce seul fait démontrée. Comme conséquence, nous pouvons donc établir de prime abord ce principe : que l'action de la syphilis sur l'économie n'est, dans la grande majorité des cas, qu'une action passagère, à échéance variable mais limitée.

Cependant, comme sur un pareil sujet il importe d'accumuler toutes les preuves dont on dispose, nous devons encore nous appesantir sur cet autre fait indéniable que la syphilis de notre époque n'a pour ainsi dire plus aucune analogie avec la syphilis des siècles derniers : elle a gagné en nombre, elle s'est multipliée dans de tristes proportions, il n'y a pas à le contester, mais elle a du moins beaucoup perdu en intensité. Si le virus est resté le même, il s'est notablement affaibli ou peut-être encore la constitution des individus est devenue avec le temps en partie réfractaire à son action. Cette dernière hypothèse, toutefois, est loin de nous satisfaire; nous préférons croire à l'épuisement progressif du principe vénérien.

A ce propos, quel observateur oserait affirmer, par exemple, que sans l'importation constante du virus étranger, la syphilis existât encore en Europe? Pour notre part, il ne nous répugne en rien de supposer qu'il en serait du virus syphilitique comme de ces semences qui, toujours cultivées dans le même terrain, finissent par s'épuiser et ne plus rien produire. Qu'on les renouvelle de loin en loin et le sol semble reprendre sa fertilité première. De même pour le virus vénérien ; il n'en serait peut-être plus question depuis longtemps si de sages mesures de prophylaxie internationale avaient pu isoler le virus des diverses races et empêcher par là son incessante rénovation d'un peuple à l'autre

Quoiqu'il en soit, si notre évaluation de quatre-vingt-dix véroles faibles ou de moyenne intensité contre dix véroles graves, représente exactement les proportions de la situation pathologique actuelle, disons maintenant ce qui se passe d'une manière presque constante dans la très-grande majorité des cas de syphilis; disons ce qui survient au point de vue des symptômes et de leur succession, et quels sont, en un mot, les différents actes de ce fameux drame syphilitique dépouillé des exagérations fantastiques qu'on se plaît si souvent à lui attribuer.

Un individu est atteint de chancre infectant. Cette lésion, qui n'est sujette, en général, à aucune complication grave, se cicatrise vers le vingtième jour. Six ou sept semaines après l'époque d'apparition de cet ulcère primitif, survient le cortége des accidents secondaires: roséole plus ou moins confluente, croûtes impetigineuses du cuir chevelu, plaques muqueuses plus ou moins étendues et plus ou moins tenaces, chute partielle des cheveux... etc.. La persistance de ces divers symptômes est très variable à la vérité; toutefois, si un traitement bien ordonné, minutieusement et longtemps suivi, si quelques précautions de régime et d'hygiène sont observées, il est rare que cette période des manifestations du second degré persiste plus d'un an ou deux. Quant aux accidents tertiaires, il n'en est pour ainsi dire plus question depuis que l'iodure de potassium, ce spécifique pár excellence, en a si facilement raison quand ils se produisent et les prévient d'une manière si sûre, quand on l'emploie en temps voulu et suivant les indications de la science. — Vienne le jour où l'on découvrira un médicament qui offre, contre les accidents secondaires, les mêmes ressources préventives et curatives que l'iodure de potassium contre les tertiaires, et la maladie vénérienne à jamais vaincue, sera, pour ainsi dire, annihilée dans ses effets!

Voilà donc la syphilis réduite à sa véritable expression ; la voilà telle qu'elle existe le plus souvent, avec certaines variantes sans doute, mais en tout cas, sans beaucoup plus de gravité ; voilà son histoire naturelle quatre-vingt-dix fois sur cent ! Quelle maladie, quand la vérole se borne à ces effets, abstraction faite des dangers de contagion, n'est pas au moins aussi redoutable ? Quelle affection, au point de vue des assurances sur la vie, doit moins préoccuper les assureurs ?

Mais, poursuivons notre tableau. Les syphilitiques ainsi atteints se marient, en général, après quelques années d'observation et quelquefois même, nous le disons à regret, sans attendre aussi longtemps. Or, si le principe du mal persistait toute la vie, comme l'ont prétendu et le soutiennent encore certains auteurs, il est probable que le virus, tout en s'affaiblissant, ne perdrait pas en entier son pouvoir contagieux. Quel triste spectacle nous offrirait alors la société et quel nombre déplorable d'infections on aurait tous les jours à constater !... Mais rassurons-nous, il n'en est heureusement pas ainsi ; et cette énorme disproportion qui existe entre le grand nombre des hommes qui se marient après avoir subi les atteintes de la vérole et le nombre si minime des femmes et des enfants contagionnés, prouve de la manière la plus péremptoire que, dans la plus part des cas, le virus s'est éteint et avec lui tout danger de contagion.

Cette observation générale est, en vérité, très-consolante ; mais outre la satisfaction qu'on éprouve à la constater, il est impossible d'en méconnaître la signification et de ne pas en retirer pour notre sujet cet enseignement précieux : que la syphilis est une maladie qui, malgré sa marche chronique et lente, est cependant susceptible de complète guérison et qu'une fois son action affaiblie et disparue, l'organisme reprend ses allures ordinaires, ses forces primitives. A ce moment, les conditions de santé s'égalisent de nouveau, et il n'y a plus aucune différence, au point de vue des risques de mort, entre celui qui fut syphilitique et celui qui ne le fut jamais.

Nous avons énoncé plus haut, sous forme de proposition, que si la syphilis, depuis un siècle environ, avait beaucoup diminué en intensité, elle avait, par contre, beaucoup augmenté en nombre. C'est là un fait d'une telle importance eu égard à la démonstration que nous poursuivons, l'innocuité relative de la vérole, qu'il nous paraît utile d'y revenir et de l'apprécier avec quelques commentaires.

La progression croissante du nombre des maladies vénériennes dans les différents pays est aujourd'hui indiscutable. A ce sujet, tous les auteurs qui s'occupent de la question, n'admettent aucun doute; de leur côté aussi, les documents officiels publiés par les divers gouvernements sur le développement des cas de syphilis dans les armées de terre et de mer, c'est-à-dire dans les milieux les plus favorables aux appréciations statistiques de cette nature, sont concluants.

S'il en est ainsi, et nous croyons nous-même l'avoir suffisamment démontré dans notre ouvrage, *La Syphilis et la Prostitution*, pour ne pas avoir à insister ici plus longtemps, il est curieux de rapprocher ce fait de cette autre constatation, à savoir : l'augmentation de la durée moyenne de la vie depuis le commencement de ce siècle. Sur ce point les chiffres sont précis et établissent la vérité sans laisser matière à discussion. Nous lisons, en effet, dans un article fort remarquable publié dans un des derniers numéros (1) du *Moniteur des assurances*, le passage suivant :

(1) *Le Moniteur des assurances*, 15 mars 1881, n° 150, T. XIII. *La mortalité en France et dans le reste de l'Europe*, par le docteur B..., page 82.

« En France, les documents officiels sont concluants dans le sens de la diminution de la mortalité, comme l'indique le tableau ci-après (décès pour dix mille habitants) :

1801 à 1810........	277
1811 à 1820........	269
1821 à 1830........	250
1831 à 1840........	248
1841 à 1850........	233
1851 à 1860........	239
1861 à 1868........	230
1872 à 1873........	223

« On voit que sauf en 1851-60, période de guerre, la diminution est à peu près continue. Nous avons éliminé, comme exceptionnellement désastreuses, les années 1870 et 1871.

« Ils sont également concluants dans le sens de l'accroissement de l'âge moyen des décédés, comme l'indique le document ci-après (les deux sexes réunis) :

	ans.		mois.
1806-09..............	31	—	6
1810-14..............	31	—	10
1815-19..............	31	—	10
1820-24..............	31	—	5
1825-29..............	32	—	8
1830-34..............	33	—	6
1835-39..............	34	—	11
1740-44..............	35.		
1845-49..............	36.		
1850-54..............	36	—	8
1855-59..............	35	—	5
1860	37	—	4

« La table de mortalité de Deparcieux, calculée pour des têtes tontinières, c'est-à-dire pour des têtes choisies du milieu du dernier siècle, ayant été prise, en 1850, pour base des tarifs de la caisse des retraites pour la vieillesse, une expérience de trente années a démontré sans réplique que la vie moyenne dans les classes inférieures de la société est plus longue aujourd'hui que celle des classes élevées au dix-huitième siècle.

« On a prétendu que le nombre des grands vieillards a diminué partout et que, si la durée moyenne de la vie s'est accrue, il n'en a pas été de même de la probabilité d'arriver à un âge avancé. Ce fait, qui peut être fondé, n'implique nullement un affaiblissement de la vitalité des populations modernes, l'allongement de la vie moyenne étant un plus sûr indice de l'amélioration de cette vitalité que l'existence de quelques centenaires. »

Un peu plus loin, l'auteur du même article ajoutait : « Malgré les démentis que semblent lui donner les faits, au moins en ce qui concerne la Prusse, le docteur Engel persiste à croire que la vie moyenne s'est accrue partout, par suite de l'influence nécessairement favorable que les progrès de la civilisation, ceux de la médecine et de la chirurgie, l'usage de la vaccine, la pratique de l'hygiène publique et privée, et surtout le développement du bien-être général, enfin une paix prolongée, ont dû exercer sur la santé publique. »

Ces différentes causes, auxquelles nous croyons devoir ajouter, pour la France du moins, les progrès de l'hygiène de l'enfance, et surtout la surveillance et les soins donnés au premier âge, sont celles qu'on a l'habitude d'invoquer partout et toujours quand on veut expliquer l'augmentation de la moyenne de la vie. Mais nous ne sachions pas qu'en aucun pays il soit jamais venu à l'esprit de qui que ce soit de faire entrer dans cette énumération étiologique la diminution de gravité de la syphilis. Or, cet oubli seul, ou, si l'on préfère, cette omission volontaire de la part des statisticiens, des économistes et même des actuaires, ne prouve-t-il pas que la syphilis n'entre pas en ligne de compte parmi les causes de mortalité? Ne prouve-t-il pas que la vérole, malgré son extrême profusion, n'est pas un de ces risques de mort dont il faille tenir compte?

Nous allons plus loin : La syphilis, nous l'avons dit, s'est répandue depuis un certain nombre d'années dans des proportions si effrayantes, que l'Angleterre, par exemple, ce pays par excellence des institutions libres, s'est profondément émue des dangers que la progression toujours croissante des maladies vénériennes faisait courir à la race anglo-saxonne. Aussi, le Parlement n'a-t-il pas hésité, après mûres réflexions, à déroger pour ainsi dire à ses principes les plus immuables, ceux du respect de la liberté individuelle, pour édicter contre la prostitution, cette source intarissable et de plus en plus féconde du virus vénérien, certaines mesures répressives, véritables mesures de salut public. *Ab uno disce omnes,* pourrions-nous dire pour tous les autres peuples.

D'autre part, nous venons de démontrer, chiffres en mains, que, malgré cette propagation générale de la syphilis, la durée moyenne de la vie s'est cependant élevée dans de très-notables proportions. — Du simple rapprochement de ces deux faits ressort donc une conclusion toute naturelle, conclusion qui s'impose d'elle-même, et qui nous autorise à affirmer que cette affection ne compromet en rien les chances de vie. Et si, en réalité, il n'en était pas ainsi, personne assurément n'oserait soutenir que la vérole n'est pas une maladie assez répandue à notre époque pour annihiler, à elle seule, toutes les causes de longévité que nous avons fait connaître.

De semblables arguments, empruntés cette fois à la logique des chiffres, nous paraissent suffisants pour dissiper les doutes qu'on aurait pu conserver sur la question qui nous occupe. Nous croyons donc pouvoir maintenant, et sans aucune présomption, établir ces deux principes : 1° que la syphilis est une maladie dont la pernicieuse influence sur l'organisme n'est, dans la très-grande majorité des cas, qu'une influence passagère ; 2° que, par suite, cette affection est le plus souvent sans action appréciable sur la santé générale, et n'augmente en rien les risques de mort.

Mais de telles conclusions, nous avons hâte de le proclamer, ne sont pas absolues ; si elles constituent la règle, cette règle n'est pas sans de terribles exceptions. En effet, à côté de ces syphilis de légère et de moyenne intensité, il existe certains cas de véroles graves, dont l'action funeste sur l'état général et même sur la vie est incontestable. Ce sont ces syphilis, heureusement fort rares de nos jours, qui, nous le disions plus haut, ébranlent et abattent les plus robustes constitutions ; ces syphilis, dont les effets destructeurs sont sans limites, et dont le virus empoisonne sans merci, sans trêve ni repos, toutes les parties du corps, et trop souvent, hélas ! les organes essentiels à la vie.

Dans ces conditions, il est élémentaire de reconnaître que, s'il n'est pas d'une grande utilité pour les Compagnies d'assurances, d'être instruites des cas ordinaires de syphilis, il n'en est plus de même des cas exceptionnels et graves qui ne peuvent manquer de déterminer, dans l'avenir des personnes à assurer, des risques de mort supérieurs aux moyennes établies par les statistiques.

Mais, comme nous avons déjà conclu plus haut à l'inopportunité dans le certificat médical de toute question directement relative à la syphilis, il s'agit de savoir maintenant comment il faudra procéder, quelle voie il conviendra de suivre pour ménager à la fois les garanties nécessaires aux Compagnies et la susceptibilité des proposants.

Le moyen est des plus simples ; il ne dépend que des médecins chargés de l'examen, de leur sagacité, de leur prudence, de leur bonne foi, et voici comment :

Lorsqu'une personne, désireuse de se faire assurer, est atteinte d'une syphilis grave, et qu'elle vient se soumettre à l'inspection médicale, il est très-rare qu'un symptôme révélateur quelconque ne frappe pas l'attention de l'homme de l'art, pour peu qu'il ait l'expérience de ce genre d'affection. Notre intention est d'indiquer très-longuement un peu plus loin les divers moyens que le médecin aura à mettre en œuvre pour arriver à la détermination exacte des cas de syphilis et de leur nature. Toutefois, notons dès à présent, outre les engorgements ganglionnaires qui, dans les syphilis fortes sont, en général, très-manifestes, les ulcérations de la langue ou de la cavité buccale, l'alopécie plus ou moins complète, l'altération du timbre de la voix, l'aspect général, etc., etc., et souvent aussi, pour ne pas dire toujours, sinon des syphilides malignes à l'état ulcéreux, du moins des traces profondes de ce genre de manifestations extérieures. On ne saurait, à notre avis, attribuer trop de valeur à ces derniers signes, car les syphilis vraiment graves provoquent à peu près invariablement, à une époque quelconque de leur évolution, et quelquefois même dès leur début, ce genre d'éruptions pustulo-ulcéreuses, dont les cicatrices, souvent indélébiles, restent au moins apparentes durant de très-longues années. Ce sont des taches très-visibles, de couleur brun foncé, de dimensions variables, mais rarement inférieures en étendue à une pièce de cinquante centimes, et situées sur la face, les bras, le tronc et, de préférence, sur les membres inférieurs.

Invité à expliquer la cause du symptôme constaté, le proposant fait le plus souvent de lui-même l'aveu nécessaire. Si, par contre, sa sincérité est en défaut, le faux-fuyant auquel il a recours est, en général, si maladroit qu'il ne fait que confirmer les doutes ou plutôt la conviction du médecin. C'est alors que celui-ci doit redoubler d'attention, approfondir son examen, apprécier l'étendue des ravages causés par le virus dans cet organisme, en prévoir les conséquences et s'assurer surtout si aucun organe essentiel n'est atteint ou menacé. Grâce aux réponses que sa clairvoyance a pu obtenir, aux constatations qu'il a faites, à l'apparence plus ou moins grave de la maladie, à sa marche, à la périodicité des rechutes, à la localisation des symptômes, il note au chapitre des *Observations particulières* (1) toutes les réflexions que lui a suggérées son examen. Il se recueille ensuite en son âme et conscience et formule enfin par un *oui* ou un *non* son sentiment intime.

Son opinion écrite et catégoriquement motivée est bientôt transmise par l'administration centrale au conseil médical de la Compagnie, qui est d'habitude un praticien distingué autant par son expérience que par son savoir. Celui-ci, de son côté, pèse, apprécie, médite chaque mot, le plus petit renseignement, la moindre circonstance favorable ou défavorable, il revient aux autres questions du certificat, les analyse, les compare et se fait ainsi une opinion tantôt conforme, tantôt opposée à celle du médecin ordinaire.

A son tour, il communique ses conclusions à la direction administrative, et sa décision, avons-nous besoin de le dire, est à peu près invariablement adoptée par la compagnie qu'il représente.

(1) Nous nous réservons d'indiquer plus loin un autre mode de rapport dont l'adoption serait, croyons-nous, avantageux à tous les points de vue.

Cette pratique, empreinte d'une discrétion intelligente, nous semble donner au moins autant de garanties aux assurances que cette enquête brutale et pénible de la question directe, dont nous avons dénoncé les inconvénients. En réalité, les compagnies rencontrent dans ce mode de procéder des avantages certains ; elles atteignent le même but, reçoivent les mêmes indications, se prononcent avec la même connaissance du sujet à assurer et, en même temps, elles évitent ce double inconvénient de blesser l'amour-propre des proposants et de se porter préjudice à elles-mêmes.

IV

Les deux docteurs de la Compagnie, c'est-à-dire le médecin ordinaire, qui a fait l'examen, et le conseil médical, malgré l'existence certaine de la syphilis chez le proposant et malgré aussi les aveux incomplets ou même les fausses déclarations de ce dernier à ce sujet, ont cependant conclu à son acceptation. Mais, à l'encontre des prévisions médicales, l'assuré meurt prématurément et sa mort est le fait probable des suites de la syphilis. La Compagnie intéressée peut-elle et doit-elle se prévaloir de la réticence ou de la dissimulation de cet assuré pour chercher à obtenir l'annulation de son contrat?

Pour répondre d'une manière absolument complète à ce point capital du sujet, il importerait de l'envisager, comme la question primordiale de cette étude, au double point de vue du droit et du fait. Toutefois, dans le but de donner à notre réponse un sens plus précis, une signification tout-à-fait catégorique, laissons momentanément de côté le point de vue du droit et considérons-le comme résolu en faveur des compagnies. Allons même jusqu'à admettre, afin de ne laisser subsister aucune ambiguïté dans les considérations qui vont suivre, que la jurisprudence sur la matière soit irrévocablement établie et que le succès de la cause des sociétés d'assurances, en pareil cas, ne soit pas même sujet à contestation.

Malgré des conditions en appparence si avantageuses pour les assureurs, nous n'hésitons pas à soutenir que l'emploi de ces procédés de revendication ne tarderait pas à devenir déplorable pour eux, et même, malgré tous les arrêts qui pourraient être rendus en leur faveur, à entraîner pour leurs propres intérêts des conséquences désastreuses. Que deviendrait, en effet, ce prestige de grandeur dans les idées, de libéralité dans les transactions, prestige qui fait la force des assurances sur la vie, qui explique leur succès et que tout le monde se plaît à reconnaître ?

Mais d'abord, si, contrairement à nos prévisions, les compagnies d'assurances persistaient dans cette voie funeste, cherchons à savoir comment elles procèderaient pour établir que tel ou tel de leurs assurés s'est rendu coupable, au moment de la signature du contrat, de réticence ou de dissimulation. En faisant la preuve, nous dit-on ; très bien, mais là précisément est la difficulté. Comment faire cette preuve ? Quels seront les témoins du fait ? Peut-être pense-t-on au médecin traitant, à celui qui donna ses soins, qui seul constata le délit ? Erreur, immense erreur ! Il faut se détromper, car on se heurte ici à un principe que des raisons mille fois plus sérieuses que celles que pourraient invoquer les compagnies, n'ont pu ébranler ; on se brise contre le secret médical. Le secret médical ! Et puisque nous venons de prononcer ces deux mots, à la fois si sacrés et si chers pour notre profession, puisque ce principe est en cause, qu'on nous permette de reproduire ici quelques pages que nous écrivions, il y a déjà plusieurs années, dans un de nos précédents ouvrages. Il est de ces sujets dont on ne saurait parler trop souvent, de ces principes dont l'étendue et les caractères ne sauraient jamais être assez connus et appréciés. « Recherchons maintenant, disions-nous en 1865, quelle doit être, au point de vue du secret professionnel, la conduite du médecin dans les deux cas les plus graves et les plus difficiles qui peuvent se présenter dans sa pratique.

« C'était en 1845, dans une séance publique où s'agitaient d'intéressantes questions relatives à l'exercice de la médecine; M. Barth prenant la parole, s'exprima en ces termes, pour préciser les limites extrêmes auxquelles doit s'étendre l'inviolabilité du secret médical : « Dans le cas où une condamnation terrible menacerait un individu injustement accusé d'un crime, dont le médecin aurait connu le véritable auteur, par suite de l'exercice de sa profession, celui-ci ne devrait pas hésiter à se présenter devant les juges et à leur dire : Arrêtez, vous allez condamner un innocent, je connais le coupable... Mais là devrait s'arrêter sa révélation. »

« Une approbation générale accueillit ces paroles, et de nombreux applaudissements témoignèrent à l'orateur l'assentiment unanime que sa déclaration avait rencontré dans l'auditoire.

« En 1863, plusieurs Sociétés médicales de Paris se livrèrent à une discussion approfondie sur le rôle qu'avait à remplir le médecin dans le cas où il serait consulté, pour cause de mariage, sur l'état d'un de ses clients atteint de syphilis.

« Un résumé de cette discussion, émanant de la plume habile de M. le Dr Brochin, parut dans la *Gazette des Hôpitaux* du 21 février de cette même année. Voici quelles furent les solutions adoptées par ces diverses Sociétés, avec les principaux motifs sur lesquels elles s'appuyèrent :

« Quelle conduite doit tenir, dit M. Brochin, le médecin consulté sur la santé d'un de ses clients à l'occasion d'un mariage? Telle est la question qui fut posée devant l'une des Sociétés médicales d'arrondissement de Paris, la Société du neuvième arrondissement. Une Commission, chargée d'étudier cette question, fit, par l'organe de son rapporteur, M. le Dr Piogey, un rapport concluant par cette déclaration, savoir : *Que le médecin doit s'interdire toutes sortes de renseignements sur la santé d'un client à l'occasion d'un mariage.* La Société adopta cette déclaration à l'unanimité comme un principe professionnel.

« Chargé d'une mission semblable par la Société du huitième arrondissement, M. le Dr Caffe proposa des conclusions identiques, qui furent également adoptées, ajoutant qu'il était désirable qu'une déclaration pareille fut acceptée par toutes les Sociétés médicales afin que tous les médecins trouvassent tout à la fois, dans cette unanimité, les motifs d'une règle invariable de conduite et un appui moral contre toute suggestion contraire (1). »

« Cependant la Société du troisième arrondissement, entraînée par les considérations que lui présenta M. le Dr Gaïde sur le même sujet, apporta quelques restrictions à cette ligne de conduite et adopta la conclusion suivante : « Il n'est pas « de règle absolue qui guide la conduite du médecin dans ce « cas. Si le plus souvent il doit se taire et garder le secret « selon l'article 378 du Code pénal, il est aussi des cir- « constances dans lesquelles sa conscience parlant plus « haut que la loi, c'est d'elle seule qu'il doit s'inspirer. »

« Depuis lors, des hommes éminents se sont engagés dans ce débat contradictoire et, après mûres réflexions, ont penché pour l'affirmative, c'est-à-dire pour le secret absolu. Parmi tous, mon illustre maître, M. le Dr Langlebert, dans son récent ouvrage, s'est prononcé dans ce sens avec une remarquable énergie. « Quant à moi, dit-il, j'ai toujours été et je

(1) Brochin. — *Gazette des hôpitaux*, 21 février 1863.

« compte rester toujours partisan du secret absolu. J'avoue « ne pas comprendre qu'on puisse y accorder la moindre « restriction, sans manquer à la fois au devoir professionnel « qui nous l'impose et à la loi qui nous y oblige. Dire, « comme le voudrait M. le Dr Gaïde, au père de famille qui « vient nous questionner au sujet d'une maladie vénérienne « dont il soupçonne le prétendu de sa fille d'être ou d'avoir « été atteint, « *ne lui donnez pas votre fille* », n'est-ce pas « dévoiler le secret confié, aussi bien que si nous entrions « dans les détails même de la maladie? N'est-ce pas lui « révéler implicitement que notre client est atteint d'une « affection que nous jugeons incurable? Mais alors, me direz-« vous, faut-il donc nous croiser stoïquement les bras, selon « l'expression de M. Brochin, et, sans dire mot, laisser le « crime s'accomplir? Car c'est bien un crime que médite « celui qui, se sachant actuellement en proie à une maladie « fatalement transmissible à sa femme et à ses enfants, « ne craint pas de rechercher en mariage une jeune fille « dont, au premier contact, il détruira pour jamais la santé « florissante !

« L'alternative est cruelle, j'en conviens, et il faut au « médecin une certaine force d'âme pour rester, en pareil cas, « maître de lui-même et fidèle à son devoir. Mais si la possi-« bilité d'un tel mariage, sous le couvert de la science et de « la loi est un malheur pour la société, il y aurait pour « celle-ci un plus grand dommage à laisser s'affaiblir, dans « les compromis de ce genre, le principe tutélaire du secret « médical, principe qui est une des nécessités même de « l'ordre social (1) ».

(1) E. Langlebert. — *La syphilis dans ses rapports avec le mariage.* — Paris, 1872, p. 160.

« Voilà donc, ajoutions-nous, le secret professionnel déclaré inviolable dans les deux circonstances les plus graves que puisse présenter l'exercice de la médecine : et cependant sa violation n'aurait eu d'autre but, dans chacun de ces cas, que de défendre ici la santé et l'honneur d'une jeune fille vertueuse, et là la liberté et peut-être même la vie d'un homme que la justice allait frapper injustement ! Lorsque la défense de semblables intérêts succombe devant un principe, c'est que ce principe est immuable et que rien ne peut et ne doit l'ébranler. Tel est le secret médical.

« Quand un homme, atteint d'une maladie vénérienne contagieuse, est assez coupable pour tout sacrifier à l'assouvissement de ses instincts, c'est qu'il a perdu tout sentiment de dignité et qu'il ne conserve plus aucun respect de lui-même. Peut-être cependant existe-t-il encore au fond de son âme quelque trace de ce sentiment involontaire qu'on appelle le remords et qui est le châtiment moral des crimes que la justice des hommes ne peut atteindre. C'est à ce reste de sentiment que le médecin a le droit de faire appel. Qu'il montre au coupable toute l'horreur de ses égarements, toutes les conséquences de sa conduite, tous les dangers de sa personne ; qu'il lui rappelle les lois trop oubliées de l'honneur ; qu'il cherche, en un mot, à réveiller en lui la voix éteinte de sa conscience !... C'est là notre seul rôle, c'est là que s'arrête notre mission.

« A ceux qui voudraient outrepasser cette limite, nous rappellerions la fin tragique de ce célèbre chirurgien de Montpellier, qui paya de sa vie une atteinte imprudente portée au secret médical » (1).

(1) H. Mireur. — *La syphilis et la prostitution dans leurs rapports avec l'hygiène, la morale et la loi.* — Paris 1875. — G. Masson, page 63.

Or, c'est en face de ces convictions profondes que les Compagnies viendraient nous proposer de manquer au serment qui nous lie, que l'on voudrait étouffer la voix de notre conscience et nous entraîner sur la pente des dénonciations ! Erreur, grossière erreur, comme nous disions plus haut ! L'honneur médical a un chemin trop bien tracé pour que l'immense majorité d'entre nous s'en écarte.

Ce premier point établi, les Compagnies d'assurances doivent donc renoncer à trouver dans le corps médical le moindre appui pour leurs revendications. On se demande alors où elles iront chercher ailleurs d'autres moyens sérieux pour faire la preuve du fait qu'elles invoquent, c'est-à-dire la réticence ou la dissimulation de leur assuré. Ce ne sera certes pas, nous l'espérons du moins, dans sa famille, parmi ses amis, ses gens de service, ses compagnons de travail. Toute conscience honnête se révolte, en effet, à la pensée de ces recherches posthumes et des déplorables inconvénients qu'elles ne manqueraient pas d'entraîner. Or, si ces recherches faites d'une manière générale sur des maladies ordinaires, sur des maladies spontanées, sont d'avance flétries par l'opinion publique ; que serait-ce donc si ces recherches s'adressaient spécialement à une maladie vénérienne ?.. Qu'on ne vienne pas nous dire, après cela, que ces enquêtes seraient faites avec toutes les garanties de discrétion désirables, avec toute la prudence voulue ; vains efforts ! De telles investigations toucheraient de très-près aux plus fâcheux et plus tristes scandales.

A un autre point de vue, supposons que les moyens d'enquête aient été, par exception, rendus possibles, et que la Compagnie soit parvenue à prouver que son assuré avait été réellement atteint de la syphilis avant son contrat. Croit-on qu'il sera toujours facile de démontrer que la cause de cette mort prématurée procède bien et procède uniquement de l'affection spécifique? — Sans doute, dans bien des cas, la présence de gommes développées au sein du parenchyme de certains organes, l'existence de tumeurs osseuses sur des points dangereux, eu égard aux phénomènes de compression qui en peuvent résulter, indiqueront suffisamment la nature du mal qui a entraîné la mort; mais, souvent aussi, que de doutes, que d'hésitations, que de difficultés surviendront dans l'esprit des hommes de l'art chargés de l'expertise? Qu'ils soient appelés, par exemple, à se prononcer sur un cas de mort consécutif à une hépatite sans formation gommeuse, et que cette inflammation ne s'accompagne d'aucun symptôme concomitant; qu'ils aient à donner leur avis sur certaines lésions mal caractérisées de la trachée ou des poumons, sur des altérations de l'appareil circulatoire, du système nerveux, etc., etc., pourront-ils toujours se prononcer en pleine connaissance de cause, préciser le diagnostic différentiel et établir des conclusions précises dans un sens ou dans l'autre? Grâce aux indications fournies par les antécédents de l'assuré, par la durée, la forme et l'intensité des divers symptômes qu'il a eu à subir, par le temps écoulé depuis le début de sa maladie, on arrivera sans doute à des déductions probables; mais, en pareil cas, la probabilité n'est pas suffisante, il faut la certitude.

De plus, admettons encore que l'influence spécifique ne soit pas douteuse; cette syphilis, dont les suites ont entraîné la mort, est-elle bien celle qui existait au moment de la signature du contrat? N'est-elle pas le résultat d'une infection postérieure? Les récidives de syphilis, en effet, comme nous l'avons déjà indiqué, ne sont pas absolument rares, et il n'est pas toujours facile de préciser exactement où se sont terminés les effets de la première maladie, et où ont commencé les conséquences de la seconde. C'est en vain qu'on objecterait l'ordre de succession des symptômes syphilitiques ; la science, et, plus encore, l'observation pratique, ont depuis longtemps répondu à cette hypothèse, en démontrant que, bien que cet ordre de succession existe jusqu'à un certain point, il n'a cependant rien de fixe, et qu'au contraire, comme l'intensité de la maladie elle-même, il varie suivant les cas et suivant les individus.

D'autre part, enfin, supposons qu'il soit bien vrai, comme l'ont soutenu d'illustres maîtres, que la syphilis heréditaire puisse rester à l'état latent dans l'organisme, depuis la naissance jusqu'à l'âge de quarante ou cinquante ans. N'aurions-nous pas le droit, si nous étions partie adverse des Compagnies, de leur opposer, avec une légitime vraisemblance, que l'accident spécifique qui a entraîné la mort de l'assuré ne tenait pas à une contagion ordinaire, mais à un principe acquis par voie d'hérédité? Et nous aurions d'autant plus de raison, qu'on le remarque bien, d'invoquer cette fin de non-recevoir que, les manifestations tardives de la syphilis héréditaire sont presque toujours, d'après l'opinion des mêmes maîtres, des symptômes graves qui affectent de préférence les organes essentiels, tels que les poumons, le foie, le cerveau, etc., c'est-à-dire des symptômes souvent mortels.

En somme, outre le caractère odieux que de telles enquêtes ne manqueraient pas de revêtir, elles n'aboutiraient le plus souvent qu'à des résultats négatifs. On est donc forcé de reconnaître qu'il conviendrait peu à la dignité des Compagnies d'assurances de les provoquer et moins encore à leur crédit de s'exposer à des échecs qui ne tarderaient pas à leur porter les plus grands préjudices. Car enfin, la syphilis, selon toute probabilité, ne serait pas la seule maladie qui aurait le privilége de ces revendications tardives; et nous ne supposons pas que le public assurable fut séduit par cette manière d'agir, si le moindre cas douteux, le moindre soupçon de maladie préexistante au contrat pouvait donner lieu à de sèmblables contestations. A ce sujet, citons ici un exemple qui nous paraît très concluant et que nous empruntons à la remarquable étude de MM. Taylor et Tardieu, sur les assurances sur la vie. Ce fait donne, à notre avis, une très-juste idée des revendications exagérées auxquelles se laisseraient aller les compagnies, si elles s'engageaient jamais dans cette fâcheuse voie.

« Au mois de décembre 1862, dit le célèbre professeur anglais, fut plaidée une affaire dans laquelle on prétendait que l'existence de la goutte avait été dissimulée. (*Procès de Jordkes contre la Compagnie d'assurances de Manchester et Londres).* Le décédé Jordkes, voyageur de commerce, âgé de quarante-cinq ans, fit en 1860 une police sur sa vie pour mille livres (25,000 fr.); il mourut en juin 1861. La Compagnie refusa de payer, en alléguant que les réponses du défunt avaient été fausses, et qu'il y avait eu suppression d'un fait important. On lui avait demandé, paraît-il, s'il n'avait jamais été *atteint de goutte*, et il avait répondu : non. On lui avait demandé s'il avait essayé de se faire assurer auprès d'une autre Compagnie, et si, dans ce cas, sa vie avait été acceptée; il avait répondu qu'elle avait été proposée et acceptée au taux ordinaire. C'étaient là les réponses que l'on prétendait fausses.

« Un chirurgien de la Compagnie déclara qu'en mai 1858, le défunt avait souffert de goutte rétrocédée. Il avait eu une attaque *extrêmement légère*, *qui n'avait duré que quarante-huit heures environ.* Le chirurgien n'avait pas dit au défunt que c'était la goutte; mais il pensait que ce dernier était mort de goutte rétrocédée, revenue sous une forme plus grave. On montra une proposition du défunt à une autre compagnie, proposition que celle-ci avait refusée. De la part du demandeur, on contestait qu'il y eut évidence que le défunt eût jamais été atteint de goutte.

« Le président de la Cour suprême (Lord Chief Justice), laissa au jury à décider : 1° Si les réponses de l'assuré avaient été fausses, et ensuite si elles l'avaient été à sa connaissance ; 2° Avait-il été atteint de goutte ? Il fallait considérer la question avec une latitude convenable, et il ne s'agissait pas de savoir si cette personne avait eu quelques symptômes passagers, qu'un médecin très perspicace pouvait attribuer à la présence d'un accès de goutte rentrée ; mais s'il y avait de la goutte dans une forme sensible et appréciable ? Il avait été constaté par le chirurgien, dès avant la proposition, que c'avait été le plus léger accès de goutte possible. Pour la seconde question, à savoir : si la vie avait été proposée à quelques autres compagnies, et acceptée ou refusée, il se trouva que la vie avait été proposée à deux Compagnies, et avait été acceptée par l'une et refusée par l'autre. L'assuré avait-il donné une réponse vraie en disant simplement qu'il avait proposé sa vie et qu'elle avait été acceptée ? La question, sans doute, n'était pas dans la forme la plus compréhensible ; mais la réponse y avait-elle été faite pleinement et loyalement d'après la signification la plus claire, en ne disant rien de la proposition qui avait été refusée?

« Le juge n'était pas de cet avis, mais il s'en remettait au jury. Cependant il pensait, en outre, qu'il n'était pas exactement vrai de dire que la vie avait été acceptée dans le sens où l'on emploie d'ordinaire ce mot, car elle n'avait été acceptée dans aucune compagnie après une demande en assurance : elle avait simplement été approuvée par le médecin. C'était au jury à décider si l'une ou l'autre des réponses était fausse et, dans ce cas, si elle l'avait été à la connaissance de l'assuré. Le Jury déclara que l'assuré n'avait pas été atteint de goutte à l'époque de l'assurance, et déclara aussi que la réponse à l'autre question était fausse, mais non pas à la connaissance de l'assuré. Le président (Lord Chief Justice) fit rendre le verdict en faveur du demandeur, sous la réserve que la Cour déciderait si le faux infirmerait le jugement (1). »

Comme nous le disions plus haut, cet exemple, en dehors de la fausse déclaration relative à l'acceptation ou au refus de l'intéressé par d'autres compagnies, n'est-il pas concluant? En vérité, si, dans notre pays et en pareille circonstance, le fait d'avoir omis de signaler *un accès de goutte mal déterminé, qui aurait duré à peine quarante-huit heures*, constituait un motif suffisant d'annulation de contrat, nous avouerions très-sincèrement ne plus comprendre les assurances sur la vie et encore moins les assurés.

C'est d'ailleurs à ces derniers que nous voulons faire appel pour prouver la logique de notre raisonnement ; c'est à leur conscience que nous nous adressons, à leur sincérité que nous posons cette question : Quel est celui d'entr'eux dont le certificat médical ne contient pas, sur ses antécédents personnels ou sur ceux de sa famille, une réticence au moins égale à celle du voyageur de commerce anglais? — Dans ces conditions, il ne pourrait donc plus y avoir pour aucun d'eux la moindre garantie de sécurité dans l'exécution de leurs contrats respectifs et, par suite, la moindre confiance dans l'avenir qu'ils avaient voulu assurer. Ce serait, en un un mot, la négation flagrante du principe même des assurances sur la vie.

(1) A. S. Taylor et A. Tardieu. — *Etude médico-légale sur les assurances sur la vie.* Paris, 1866, p. 57.

V

Après avoir ainsi démontré les difficultés que rencontreraient les compagnies d'assurances sur la vie pour faire la preuve de la préexistence au contrat de la syphilis de leur assuré ; après avoir établi d'autre part les hésitations techniques, qui le plus souvent ne manqueraient pas de se produire dans les conclusions des médecins légistes chargés de se prononcer sur les véritables causes du décès, il importe maintenant de rechercher qu'elle doit être la conduite des sociétés en pareille circonstance, c'est-à-dire dans le cas ou leur responsabilité serait faussement engagée. Là est la véritable difficulté de la situation. Quelle doit être leur conduite au point de vue de la garantie de leurs propres intérêts et en même temps au point de vue de leur considération et de leur avenir ?

L'article 348 du Code de commerce est ainsi conçu : « Toute réticence, toute fausse déclaration de la part de l'assuré qui diminueraient l'opinion du risque ou en échangeraient le sujet, annulent l'assurance.

« L'assurance est nulle, même dans le cas où la réticence, la fausse déclaration ou la différence n'auraient pas influé sur le dommage ou la perte de l'objet assuré. »

Cet article est précis et ses termes ne laissent, en principe, que très peu de doutes sur le sort des revendications raisonnablement fondées que les compagnies d'assurances exerceraient contre ceux de leurs assurés qui, avec une intention frauduleuse, auraient dissimulé, au moment de l'examen médical, l'existence de la syphilis. Il n'y a même pas à rechercher jusqu'à quel point cette syphilis augmentait les risques de mort ; il y a eu réticence ou dissimulation, c'est-à-dire une condition parfaitement prévue et qui entraîne de plein droit l'annulation du contrat.

En cet état de choses, il est fort délicat, nous le reconnaissons, de donner pour conseil aux compagnies qui, d'une part, sauraient être victimes de la fausse déclaration de leur assuré et qui, d'un autre côté, n'auraient pas à mettre en doute la réussite de leurs revendications judiciaires, de leur donner pour conseil, disons-nous, de s'abstenir de demander justice, et d'aller même jusqu'à leur tenir ce langage : « Vous avez tous les droits possibles, mais gardez-vous d'en profiter. »

Sans doute, notre manière de voir à ce sujet provoquera quelque étonnement, mais elle est invariable. Malgré toutes les probabilités et même, si l'on veut, malgré la certitude de succès pour les compagnies, nous persistons plus que jamais à croire, ce que, du reste, nous cherchons à démontrer, depuis la première ligne de cette étude, qu'il ne serait ni de leur intérêt, ni de leur dignité de s'engager dans cette voie de contestations posthumes. Ce qui leur convient, ce qui est de leur véritable intérêt, de leur dignité, c'est d'éviter autant que possible la production de semblables erreurs, c'est d'éviter d'être l'objet d'exploitations coupables. Pour cela, elles ont certaines conditions à remplir, conditions indispensables à leur prospérité et que nous devons ici faire connaître. Ce sera le côté vraiment pratique de notre travail.

Nul doute que si les compagnies adoptent jamais les réformes que nous allons soumettre à leur appréciation, elles n'aient plus à se préoccuper à l'avenir des décès prématurés pour cause de syphilis. Les sinistres de ce genre, nous en avons la certitude, constitueront, en effet, une telle exception qu'il n'y aura même plus à en tenir compte. Nous nous réservons toutefois de faire connaître, après l'exposé des modifications que nous jugeons opportunes, comment devront agir les assureurs dans ces cas exceptionnels

Les réformes que nous proposons et sur lesquelles nous croyons devoir appeler tout particulièrement l'attention des Compagnies, peuvent se résumer en quelques points essentiels, qui sont : le choix des médecins examinateurs, l'introduction dans le certificat médical d'une question générale sur l'état constitutionnel du proposant, et enfin la nécessité d'un nouveau système de correspondance directe entre le médecin ordinaire et le conseil médical. Chacun de ces points formera le sujet d'un des paragraphes qui vont suivre.

1° Du choix des médecins examinateurs.

La première et la plus importante condition de succès pour les Sociétés d'assurances sur la vie est le choix des médecins examinateurs qu'elles attachent à leur service.

Dans toutes les circonstances de leur vie professionnelle, les médecins ont besoin, pour remplir dignement leur mission, de mettre en œuvre une réunion de qualités que n'exigent pas si impérieusement beaucoup d'autres carrières. De ces qualités, deux surtout sont indispensables aux médecins d'assurances : l'honnêteté et le coup d'œil médical.

1° L'honnêteté de l'homme de l'art chargé de l'examen des personnes à assurer, consiste essentiellement à ne jamais agir que selon les indications de son âme et conscience. Comme le vrai magistrat qui, avant de prononcer, doit toujours s'inspirer des sentiments de la plus parfaite justice, il faut que le médecin, en déposant ses conclusions dans un sens favorable ou contraire, n'agisse que sous l'empire de l'équité la plus absolue. Aucune considération de quelque ordre qu'elle soit, ni de famille, ni de relation, ni d'amitié, ni d'intérêt, ni d'antipathie, etc., ne doit peser sur sa décision. Les intérêts de la Compagnie qu'il représente et du proposant qu'il examine, méritent de sa part une égale attention, exigent le même soin, commandent la même impartialité.

Pénétré de ces sentiments, le médecin d'assurances sera toujours à la hauteur de la tâche qui lui est confiée ; et quoiqu'il arrive du résultat de ses constatations, il pourra se rendre ce témoignage d'avoir fait son devoir et d'avoir rempli sa délicate mission avec toute la probité qu'elle impose.

C'est d'ailleurs avec une légitime satisfaction que nous devons faire ressortir ici avec quels soins consciencieux se font en France les examens médicaux relatifs aux assurances sur la vie. Pour bien se rendre compte de ce fait, il n'y a qu'à parcourir les annales judiciaires et à constater combien sont rares, par rapport au nombre des contrats qui s'effectuent chaque année, les actions intentées par suite des rapports confiés aux médecins. De tels résultats méritent, croyons-nous, d'être signalés, car ils constituent une des plus grandes garanties de sécurité que puissent offrir les assurances.

Toutefois, comme nous nous sommes imposé pour règle, depuis le commencement de ce travail, d'être sincère dans toute l'étendue que comporte ce mot, il nous faut ici, à côté de l'hommage d'honnêteté que nous venons de rendre au corps médical, faire un pénible aveu. Si, dans le cas qui nous occupe, l'honnêteté professionnelle est la règle, il y a eu cependant, quoique à de très rares intervalles, il est vrai, quelques tristes exemples de malversations odieuses, oublis trop coupables du devoir médical ! Que ne pouvons-nous les énumérer tous ! On ne saurait, en effet, assez attirer sur ceux qui ont osé les commettre le blâme et le mépris public. Citons du moins ce fait malheureux que raconte Tardieu dans ses annotations de l'étude du savant professeur anglais et qui prouve, mieux que tout autre, jusqu'à quels écarts peut se laisser entraîner une conscience déshonnête. « Nous ne pouvons nous empêcher, dit M. Tardieu, quelque pénible que puisse être pour notre honneur professionnel un semblable récit, de citer, à propos des faux qui peuvent être commis au préjudice des compagnies d'assurances, un fait d'escroquerie jugé au mois de juin 1859 par le tribunal correctionnel de Limoges. L'agent de plusieurs compagnies anglaises s'était entendu avec quelques individus et entre autres avec un médecin pour faire assurer comme parfaitement valides des individus choisis à l'hôpital parmi ceux dont la mort était certaine et ne devait pas se faire longtemps attendre. Le montant de l'assurance ainsi escroqué était partagé entre les complices. Les Compagnies furent quelque temps avant de remarquer la singulière mortalité qui sévissait de préférence et à si bref délai sur les assurés d'une même localité. Mais la justice mise sur la trace, découvrit la fraude, et le médecin indigne n'échappa que par le suicide à la condamnation qu'il avait méritée et qui frappa les autres accusés (1). »

Cet exemple, peut-être unique en son genre, démontre mieux que tous les renseignements que nous pourrions ajouter, combien il importe aux compagnies d'assurances de ne s'attacher que des médecins recommandables au double point de vue de l'honorabilité et de l'estime publique. On ne peut, en effet, se défendre d'un certain mouvement de crainte à la pensée des fâcheuses conséquences qu'un choix malheureux pourrait entraîner non-seulement pour les assureurs, mais encore pour les assurés.

(1) Taylor et Tardieu : ouvrage cité, page 53.

2° La seconde qualité que les compagnies doivent chercher à rencontrer chez les médecins qu'elles chargent de la partie technique de leurs opérations est, avons-nous dit, le coup d'œil médical.

Ce n'est pas, en effet, une facile mission que de se prononcer, après un entretien d'un quart d'heure ou d'une demi-heure au plus avec la personne à assurer, et de se prononcer par des conclusions précises sur les chances de vie ou de mort qu'elle présente. Un homme, dont l'autorité fait loi en pareille matière et aux lumières duquel nous avons déjà eu l'occasion de faire appel, M. le Dr A. Fabre, définit et précise ainsi le rôle du médecin et les difficultés de l'examen. « Le rôle du médecin, dit cet honorable praticien, nous paraît très difficile et il demande, pour être bien rempli, beaucoup de tact, de perspicacité et d'expérience.

« La difficulté tient à plusieurs ordres de causes : il s'agit d'apprécier et de définir l'état de santé actuel d'une personne et surtout de porter un pronostic sur les chances qu'elle peut avoir de résister plus ou moins, dans l'avenir, aux causes de maladies ; soit que ces causes existent en germe dans son tempérament d'une manière héréditaire ou acquise, soit qu'elles proviennent de la profession, du lieu d'habitation et de toutes les autres circonstances au milieu desquelles cette personne vit et dont il faut s'informer.

« Nous avons souvent beaucoup de peine dans l'exercice ordinaire de la médecine, à nous prononcer, en pleine connaissance de cause, sur le présent et l'avenir d'une personne qui vient nous consulter, en nous donnant avec empressement tous les renseignements qu'elle croit utiles. Combien n'est-il pas plus difficile encore de trouver les bases d'une opinion sérieuse sur le même sujet, mais à un tout autre point de vue, lorsque nous avons à vaincre les préventions et les réticences plus ou moins loyales des personnes qui nous sont amenées pour contracter une assurance. Les unes nous tendent des piéges et nous cachent ce qu'elles savent fort bien de nature à nous impressionner dans un sens défavorable ; d'autres nous arrivent émues, mécontentes d'un examen dont on leur avait dissimulé à tort les justes exigences. Il nous faut alors les rassurer, les calmer et leur exposer clairement l'intérêt et la portée des réponses qu'elles ont à nous faire ; de là, tout un système d'interrogations dont nous avons éprouvé depuis longtemps les bons effets.

« Il faut une assez grande pratique de ces sortes d'examens pour arriver à dépouiller les habitudes d'esprit contractées dans les examens cliniques uniquement faits au point de vue de l'exercice le plus ordinaire de notre profession, l'art de guérir. Dans cette circonstance spéciale, en effet, nous avons devant nous une personne bien portante, *à priori*. S'il est vrai que nous devons avoir soin de ne pas l'inquiéter inutilement, nous n'avons pas, d'un autre côté, à la considérer comme un patient dont il faut remonter le moral. Au lit du malade, nous cherchons, pour ainsi dire, instinctivement à conserver et à communiquer autour de lui une espérance si faible qu'elle soit. Ici, au contraire, nous n'avons à nous préoccuper que de rechercher les éléments d'un pronostic entièrement dégagé de tout esprit optimiste. Ce qui est humain, sage et utile au point de vue de l'art de guérir, ne serait vraiment qu'une faiblesse coupable quand il s'agit d'assurances sur la vie ; car ce serait sacrifier le véritable intérêt de tous, sous prétexte de ménager une impressionnabilité qui le plus souvent n'existe pas, et dont la part, du reste, se trouve faite d'avance dans le soin délicat que doivent mettre les agents de la compagnie, soit à attribuer autant que possible le refus d'assurer à des motifs d'ordre purement administratifs, soit, tout au moins, à atténuer de leur mieux la signification et la portée de ce refus.

« Ici trouve sa place une réflexion nécessaire : c'est qu'en réalité, le rejet par la compagnie d'une proposition d'assurance n'implique pas le moins du monde que le proposant soit directement menacé d'une fin prématurée. Pour porter un jugement rigoureux sur les chances de longévité d'une personne quelconque, il faudrait pouvoir créer une classifition des probabilités en prenant pour point de départ un type normal fixe auquel on rapporterait chaque cas particulier. Or, non-seulement ce type normal n'existe pas et il faudrait l'imaginer arbitrairement de toutes pièces, mais, dans les données actuelles de l'observation scientifique, il n'est même pas possible, avec l'aide seule de circonstances si nombreuses et si variées, dont nous devons peser l'importance absolue et relative, de dresser cette échelle graduée des probabilités sur laquelle on mesurerait les cas qui se présentent.

« D'un autre côté, les compagnies n'ont pu prendre, comme point de départ, que la moyenne de la mortalité fournie par la statistique générale, sachant fort bien que chaque cas particulier s'en écartera en plus ou moins. Pour apprécier la quantité de cet écart prévu dans un avenir éloigné, le médecin n'a d'autre guide que l'étude attentive d'un ensemble de renseignements sur l'état de santé du proposant dans le présent et dans le passé ; et lorsque, dans cet ensemble, quelques points paraissent suspects, n'est-il pas évident que, dans ce cas, la personne objet de notre examen doit être mise en dehors de la moyenne normale, par conséquent refusée, sans que pour cela sa vie soit beaucoup plus en danger que celle du commun des hommes ?

« On voit combien seraient dans l'erreur ceux qui penseraient qu'un coup d'œil jeté sur un proposant, même par un observateur exercé, suffit pour décider s'il doit être admis ou non à l'assurance. Il n'y a peut être pas d'homme, parmi les plus robustes en apparence et les plus forts, duquel on puisse affirmer *à priori* qu'un examen méthodique ne fera découvrir en lui quelque motif de réserve résultant soit de ses antécédents personnels ou héréditaires, soit des circonstances dans lesquelles il se trouve, soit de tout autre source d'informations. Et puisque le plus souvent il est impossible d'évaluer par un chiffre la compensation à exiger pour telle ou telle augmentation de risque, il en résulte qu'un simple doute, qui restera probablement pour le proposant à l'état de menace sans effet sur la durée de la vie, peut néanmoins, nous l'avons déjà dit, le faire éliminer de cette liste que nous devons conserver exempte de tout ce qui en élèverait la moyenne de mortalité. C'est comme une sorte de concours dans lequel le candidat, pour être admissible, ne doit pas rester au-dessous d'un chiffre moyen absolument invariable (1). »

Il est certain que si pour donner aux compagnies la somme de renseignements dont elles ont besoin pour se prononcer, en connaissance de cause, sur l'acceptation ou le refus d'une proposition, il suffisait de répondre froidement par un oui ou un non aux interrogations du questionnaire, la tâche des médecins ne présenterait dans le plus grand nombre des cas que fort peu de difficultés. Mais comme en dehors de ces demandes et de ces réponses, en dehors de cette sorte de catéchisme physiolo-pathologique, il faut signaler les conditions de santé générale ; comme il faut surtout donner aux indications particulières un caractère assez déterminé dans un sens ou dans l'autre pour en faire comprendre l'esprit au conseil médical, sans vouloir cependant trop l'influencer, le rôle de médecin examinateur est rempli de périlleux écueils à travers lesquels son tact et sa sagacité peuvent seuls le guider.

(1) A. Fabre : ouvrage cité, page 8.

D'un seul coup d'œil, pour ainsi dire, il importe qu'il sache embrasser le passé, le présent et l'avenir physique du proposant ; il importe qu'il sache apprécier à leur juste valeur, dans un cas, des symptômes qui, graves en général, peuvent être sans importance chez l'individu soumis à son examen, ou, au contraire, une autre fois, d'autres symptômes qui presque toujours sans gravité, revêtent un caractère exceptionnellement dangereux pour ce cas particulier. Ainsi, par exemple, n'est-ce pas de son jugement seul que dépendent des appréciations très-variables sur la valeur de certaines cicatrices, de certaines déformations, de certaines tumeurs même ? N'est-ce pas de son sens pratique que découlent des indications souvent décisives sur le plus ou moins de danger que présente l'existence de hernies, de varices, de varicocèle, d'hémorrhoïdes, de douleurs rhumatismales, de coliques hépatiques ou néphrétiques, d'affections cutanées, de névralgies, etc... etc ?... N'est-ce pas son coup d'œil médical, cette sorte de pressentiment inné que perfectionne la science, qui lui permet de différencier les caractères plus ou moins dangereux au point de vue des risques à courir, de certaines affections de la poitrine ou du cœur, c'est-à-dire d'affections qui, dans certains cas, peuvent autoriser exceptionnellement l'acceptation du proposant, et qui, dans d'autres, la proscrivent d'une manière absolue ? Enfin, n'est-ce pas son expérience et sa perspicacité qui lui permettront de prévoir et d'affirmer que, dans tel cas, une syphilis sera sans la moindre influence sur la santé future de l'assuré et que, dans tel autre cas, cette même maladie, eu égard à des circonstances particulières, peut avoir une tendance à abréger la vie ?

Si le médecin appelé à se prononcer sur les unes ou les autres de ces hypothèses, et on peut affirmer qu'elles se présentent chacunes à leur tour, n'est pas doué de ce sens judicieux et pratique qui est indispensable pour un pareil rôle, à combien de méprises, à combien d'erreurs il va exposer la compagnie qui lui a accordé sa confiance? Quels désagréments ne va-t-il pas susciter à ce proposant qui, dans une louable pensée de prévoyance, avait déjà apprécié par anticipation et escompté peut-être les heureux effets de son contrat!

Ces considérations établies, l'intérêt qu'il y a pour les compagnies à n'attacher à leur service que des médecins instruits, judicieux et expérimentés, ne nous paraît pas avoir besoin d'une plus longue démonstration.

2° Les compagnies d'assurances doivent introduire dans le certificat médical une question générale qui permette aux médecins de pouvoir se renseigner directement sur les antécédents syphilitiques du proposant.

Dans les paragraphes qui précèdent, nous avons établi : 1° Qu'il ne convenait pas aux compagnies d'assurances de poser directement aux proposants la question de syphilis ; 2° Qu'il leur importait cependant, dans des cas déterminés de vérole grave, de ne pas ignorer l'existence de cette affection chez les personnes à assurer. D'autre part, pour atteindre ces résultats en apparence si contradictoires, nous avons laissé pressentir qu'il existait un moyen terme qui pourrait à la fois concilier et les intérêts des assureurs et les justes susceptibilités des assurés.

S'il en était réellement ainsi, c'est-à-dire s'il était bien vrai que ce moyen existât et qu'il offrit de semblables garanties, la plupart des difficultés que nous avons prévues et signalées se trouveraient par le fait singulièrement amoindries et peut-être même n'auraient-elles plus aucune raison d'être. Examinons donc jusqu'à quel point nos prévisions, ou mieux encore nos espérances à ce sujet reposent sur des données positives.

A notre avis, si les compagnies ne doivent pas poser directement la question de syphilis, elles doivent du moins introduire dans le certificat médical une question générale sur l'état du sang, sur l'ensemble de la constitution qui, assez vague en apparence, impose cependant aux médecins le soin de se renseigner sur les antécédents syphilitiques du proposant. Cette question, qui permettrait aux médecins d'arriver à la connaissance intime du sujet à examiner, pourrait être conçue à peu près en ces termes : *Le proposant ne présente-t-il aucun symptôme qui indique l'existence d'une altération du sang?*

Cette forme d'interrogation adoptée, interrogation qui constituerait, ne le dissimulons pas, une des plus importantes du questionnaire, si nous admettons que les médecins des compagnies possèdent les qualités que naguère nous venons de démontrer essentielles à la mission qu'ils ont à remplir, il n'y a plus à douter du résultat. Incidemment ils poseront eux-mêmes alors, et par la voie qu'ils croiront la meilleure, la question de syphilis. Inspirés par leur conscience, guidés par leur tact médical, ils sauront bientôt se renseigner avec précision. Sans prendre aveuglément parti pour les sociétés qu'ils représentent, ils ne se dissimuleront pas qu'une des conditions indispensables à leur prospérité, est de ne recevoir au bénéfice de l'assurance que les personnes dont l'état de santé n'inspire aucune crainte de mort prématurée, c'est-à-dire qui ne sont atteintes au moment de l'examen d'aucune maladie tendant à abréger la vie.

Bien pénétrés de cette idée, ils rechercheront d'abord par divers renseignements que, grâce à leur sens médical et à leur habitude, il leur sera toujours facile d'obtenir, sans même éveiller les appréhensions du proposant, si en réalité celui-ci a eu ou n'a jamais eu la syphilis. A cet égard, plusieurs alternatives peuvent se produire, alternatives qui dépendent du plus ou moins de franchise du proposant et qu'il est utile de connaître.

1° *Le proposant a eu la syphilis et il en fait franchement l'aveu.*

Dans cette première hypothèse, le rôle du médecin est bien simplifié. Il n'a, en effet, qu'à s'enquérir depuis combien de temps s'est développée la maladie, quels en ont été les symptômes, quelle a été leur durée, leur forme, leur intensité, à quelle époque remonte le dernier accident, quel a été le traitement. Si, au moment de l'examen, il existe encore une manifestation quelconque, il doit s'appliquer à en apprécier exactement la nature, en même temps qu'il cherchera à découvrir quelques traces anciennes qui pourraient l'éclairer sur le degré de force de la maladie. De l'ensemble des renseignements qu'il aura obtenus, des constatations qu'il aura faites, il déduira enfin des éléments de pronostic très-suffisants pour établir ses conclusions soit favorables, soit défavorables, en pleine connaissance de cause.

2° *Le proposant a eu la syphilis et il refuse d'en faire l'aveu.*

L'étude de cette éventualité, pour être très précise, mériterait à son tour d'être subdivisée. En effet, le proposant, en dissimulant une maladie dont il a été atteint, peut être animé de sentiments très opposés et agir soit par calcul, c'est-à-dire de mauvaise foi, soit par ignorance, c'est-à-dire sans que sa sincérité puisse être suspectée.

Cette dernière hypothèse, quoique assez invraisemblable, n'est souvent que très-vraie. Pour preuve, nous n'aurions nous-même qu'à citer certains exemples de notre pratique personnelle où il nous a été donné d'apprendre à des malades, fort surpris de cette révélation, qu'ils étaient atteints de syphilis, lorsqu'ils venaient nous consulter pour une affection bien étrangère à ce genre de maladie. Mais, mieux encore, quel médecin n'a été appelé dans le cours de sa carrière, à donner conjointement ses soins à un ménage malheureux, au mari et à la femme ? L'un des deux époux, supposons le mari, par respect pour le sexe le plus habituellement vertueux, a fait une infraction aux lois légitimes du contrat. Mais, hélas ! sa périlleuse escapade a eu des suites funestes et il a été puni par où il avait péché. Rentré au logis, il n'a d'abord rien remarqué, ou peut-être s'est-il fait à ce point illusion sur la nature de son mal, qu'il n'a renoncé à aucun des devoirs conjugaux..... Par un contre-coup fatal, il y a bientôt deux victimes au lieu d'une et la digne épouse subit déjà les conséquences physiques de la fâcheuse échappée dont le mari s'est rendu coupable.

C'est, en général, à ce moment que le docteur est mis au courant de la situation, de ses difficultés ; c'est à lui qu'on se confie, à lui qu'on a recours. Il faut qu'il vienne en aide et que son tact professionnel, tout en réparant par une médication bien ordonnée et surtout bien dissimulée un mal inavouable, ne laisse rien comprendre, rien soupçonner. — Le traitement suit son cours ; à chaque accident nouveau est opposée une médication et surtout une explication nouvelle. L'épouse docile accepte l'une et l'autre ; sa résignation est d'ailleurs la cause inconsciente de son salut. Peu à peu les symptômes s'amendent ; leur reproduction devient de plus en plus rare, en même temps leur gravité s'atténue. Enfin ils ont disparu pour ne plus revenir, c'est la guérison !

Mais, quelques années après, cette femme, qui est aussi mère, veut en secret contracter une assurance sur la vie. Parce qu'elle ne fera pas l'aveu de sa syphilis qu'elle ignore, qui donc osera suspecter sa bonne foi ? Quel tribunal pourra interpréter sa fausse déclaration comme une cause d'annulation de contrat ?

En beaucoup d'autres genres, cet exemple n'est pas aussi rare qu'on le suppose au premier abord. Le médecin d'assurances fera donc bien de ne pas se tenir pour tout à fait convaincu parce qu'on lui affirmera avec insistance et avec une entière bonne foi ne jamais avoir été atteint de syphilis.

Mais là où sa vigilance devra surtout redoubler, là où son attention aura besoin de se tenir particulièrement en éveil, ce sera dans le cas de la première hypothèse, c'est-à dire dans le cas où il comprend que le proposant cherche à lui dissimuler sa syphilis soit par calcul, soit par mauvaise foi. Ici il lui faut les plus grandes précautions et de préférence des précautions d'adresse, d'habileté, de savoir médical ; il lui faut connaître à fond certains points de repère spéciaux à la maladie dont il a à découvrir l'existence et en bien comprendre les indications. Pour faciliter son étude, ses moyens de recherches, nous ne saurions mieux faire que de reproduire ici tout au long le questionnaire si pratique, formulé par notre excellent et très digne maître, M. le docteur E Langlebert, au sujet des individus soupçonnés d'avoir eu la syphilis. Ce formulaire s'adressant, dans l'esprit de l'auteur, au cas de mariage, nous donnera naturellement des indications beaucoup plus étendues que celles qui sont nécessaires au cas d'assurances sur la vie. Mais s'il est vrai qu'abondance de bien ne nuit pas, s'il est vrai encore que qui peut le plus peut le moins, notre citation ne péchera que par la richesse de ses enseignements. Un tel excès, en vérité, ne saurait être blâmable !

« Le diagnostic rétrospectif de la syphilis, dit M. Langlebert, exige, de la part du médecin, non-seulement une connaissance parfaite des divers symptômes syphilitiques et des stigmates qu'ils peuvent laisser après eux, mais encore une grande habitude d'interroger les malades et de saisir, au milieu de leurs réponses, souvent obscures et embarrassées, les indices sur lesquels il doit asseoir son jugement.

« Ne pouvant enseigner ici ce qui ne s'apprend et ne s'acquiert que par une longue pratique, c'est-à-dire le tact médical, l'art clinique, qui seuls font le vrai médecin, je me bornerai à indiquer sommairement la méthode qu'il convient de suivre dans l'interrogatoire et l'examen des clients qui, sur le point de se marier, viennent nous raconter leurs accidents de jeunesse et nous demander conseil.

« I. — L'individu a eu autrefois des chancres ou des blennorrhagies.

« II. — Préciser l'époque où ces accidents se sont produits. L'individu n'a-t-il eu qu'un seul chancre ou en a-t-il eu plusieurs? Dans ce dernier cas, ces chancres existaient-ils simultanément, ou se sont-ils montrés à des époques différentes?

« III. — Dans l'hypothèse d'un seul chancre, quel était son siége, sa forme, sa dimension? Quel temps s'est écoulé entre son apparition et le moment probable où il a été contracté? Etait-il mou ou induré?

« IV. — Examiner la place indiquée comme ayant été le siége du chancre en question. Ne pas oublier que l'induration spécifique peut persister très-longtemps après l'ulcération chancreuse; qu'elle peut même, dans quelques cas, être encore apparente après plusieurs années. Se rappeler également que la cicatrice du chancre infectant présente souvent, lorsqu'elle occupe une surface cutanée, la peau du prépuce, par exemple, une teinte bronzée caractéristique qui ne s'efface que très-lentement.

« V. — Relativement au siége du chancre, ne pas oublier son importance séméïotique, puisque dans certaines régions, telles que les lèvres, la langue et autres points de la face, on n'observe jamais que des chancres infectants, et que, dans d'autres régions telle que le fourreau de la verge et le scrotum, ce dernier chancre, sans y être exclusif, s'y montre beaucoup plus fréquemment que le chancre simple.

« VI. — Que s'est-il passé dans les ganglions voisins du

chancre? Ces ganglions se sont-ils tuméfiés? Etaient-ils plusieurs formant dans l'aine (nous supposons le chancre aux organes sexuels), d'un seul côté ou des deux côtés à la fois, une pléïade dure et indolente? Ou bien s'est-il produit une tumeur inflammatoire, rouge, douloureuse, ayant pour centre un seul ganglion?

« VII. — Dans ce dernier cas, la tumeur ganglionnaire a-t-elle suppuré, ou s'est-elle terminée par résolution? Si elle a suppuré, l'ouverture spontanée ou artificielle par laquelle s'est échappé le pus s'est-elle promptement fermée, ou s'est-elle, au contraire, progressivement agrandie et transformée elle-même en une plaie chancreuse?

« VIII. — Examiner les régions inguinales, où peut-être trouvera-t-on encore les vestiges d'une adenopathie spécifique qui, comme l'induration chancreuse, persiste souvent pendant un temps très-long, des mois, des années même après l'accident primitif.

« IX. — Si le malade a eu un bubon suppuré, la cicatrice pourra faire reconnaître si ce bubon était simplement inflammatoire ou s'il s'est terminé par un chancre ganglionnaire, ce qui est important à savoir, puisque, dans ce dernier cas, on peut être à peu près certain qu'il n'y a pas eu d'infection générale.

« X. — Demander combien de temps le chancre ou les chancres ont duré; quel a été le traitement suivi, le nom du médecin qui l'a ordonné: *Naturam morborum ostendunt remedia*, quand ils ont été prescrits par un médecin d'un savoir reconnu.

« XI. — Que s'est-il produit à leur suite? Le malade se rappelle-t-il avoir éprouvé, dans les deux ou trois premiers mois qui ont suivi le début de son chancre, une sensation de faiblesse et de fatigue, des douleurs de tête ou dans les membres dont il aurait surtout souffert pendant la nuit?

« XII. — Le malade a-t-il vu se développer sur sa poitrine,

sur son ventre et ses avant-bras, des taches rosées ou de petits boutons de même couleur, de forme lenticulaire, et n'excitant aucune démangeaison ?

« XIII. — A la même époque ou un peu plus tard, le malade a-t-il eu dans la gorge, aux lèvres ou sur la langue, des plaques grisâtres avec ou sans ulcérations ? Ses cheveux se sont-ils éclaircis ? A-t-il eu sur différents points du cuir chevelu des croûtes noirâtres du volume d'une lentille ? Ses ganglions mastoïdiens ou cervicaux se sont-ils tuméfiés ?

« XIV. — Palper la région occipitale, où peut-être trouvera-t-on encore quelque engorgement ganglionnaire, ces engorgements pouvant, dans certains cas, persister très-longtemps après la disparition des autres symptômes syphilitiques.

« XV. — Voir si les cheveux se sont éclaircis particulièrement aux régions temporale et occipitale ; s'ils ont conservé leur souplesse et leur brillant naturels, ou s'ils sont, au contraire, devenus ternes, secs et comme pulvérulents ; si le cuir chevelu ne présente pas, çà et là quelques cicatrices ou petites places blanchâtres dépourvues de cheveux.

« XVI. — Examiner la gorge. Si les amygdales et le voile du palais ont été le siége de plaques muqueuses ulcérées, symptôme qui fait bien rarement défaut dans la syphilis secondaire, on pourra en général le reconnaître aux traces indélébiles que ces plaques auront laissées sur la muqueuse. Celle-ci au lieu d'être lisse comme d'habitude, présentera une surface irrégulière, d'aspect rugueux et comme chagriné ; le bord du voile du palais, les arêtes de ces piliers auront perdu la netteté de leur contour ; ils seront frangés et déchiquetés plus ou moins profondément. Ce signe n'a toutefois qu'une valeur relative, la cautérisation de la gorge, pratiquée pour toute autre maladie, pouvant avoir le même résultat.

« XVII. — Se rappeler que chez beaucoup d'individus qui ont eu la syphilis constitutionnelle, même à une époque fort éloignée, les lèvres, la face interne des joues et plus particulièrement les bords et la pointe de la langue deviennent le siége de petites taches blanchâtres, arrondies ou irrégulières, au niveau desquelles la muqueuse est quelquefois fendillée *(psoriasis muqueux)*. Ces squames épithéliales, par leur longue persistance et la facilité avec laquelle elles se reproduisent, sont toujours un signe fâcheux qui donne, sinon la certitude, du moins une forte présomption en faveur d'une syphilis ancienne.

« XVIII. — Voir si sur le corps, et particulièrement sur le dos, les épaules et les jambes, ne se trouvent pas quelques cicatrices qu'auraient pu laisser des pustules d'ecthyma ou de rupia, cicatrices arrondies, réticulées et nettement circonscrites, ce qui les distingue des cicatrices de brûlures, toujours plus ou moins irrégulières. La poitrine, le ventre, les membres inférieurs, la paume des mains et la plante des pieds peuvent aussi présenter quelques taches ou macules avec ou sans dépression de leur surface, et dont la teinte jaunâtre ou cuivrée permet d'apprécier, dans une certaine mesure, leur âge relatif, les plus récentes étant nécessairement les plus foncées en couleur.

« XIX. — Eviter surtout de confondre avec la roséole syphilitique — ce qui est arrivé souvent — ces éphélides ou taches hépatiques du psoriasis versicolor, affection toute locale, parasitaire, d'une extrême fréquence, et qui n'a de commun avec la roséole que son siége habituel, c'est-à-dire la poitrine et le ventre.

« XX. — Ne pas prendre également pour des tâches ou des papules syphilitiques, ces boutons d'acné que l'on observe si fréquemment dans le dos et sur les épaules de certains individus, et qui, chez les sujets à peau brune, laissent des macules persistantes d'un rouge sombre et cuivré. En questionnant le malade, on apprendra qu'il est atteint de cette éruption depuis très-longtemps, le plus ordinairement depuis son adolescence, ou pour le moins depuis une époque antérieure à celle où il a contracté ses premiers accidents vénériens. » (1).

Ces éléments de diagnostic à la fois rétrospectif et différentiel indiquent d'une manière si précise les moyens à employer pour découvrir les traces d'une syphilis ancienne, que nous n'hésitons pas à dire presque sous forme d'axiome : En suivant les indications fournies par M. le professeur Langlebert, tout médecin d'assurances sera parfaitement apte à reconnaître l'existence d'une syphilis tant soit peu grave, dont le proposant refuserait de faire l'aveu et qu'il voudrait même dissimuler.

Mais une fois cette reconnaissance faite, quelle devra être la conduite de l'homme de l'art ? — D'après nous, il lui faudra déterminer à quelle classe, à quel degré de force correspond cette syphilis ; est-elle faible, moyenne ou forte ? Dans ce dernier cas, ses conclusions devront être défavorables. Mais, en cas de degré faible ou même moyen, s'il parvient à se convaincre qu'un traitement régulier et assez longtemps prolongé a été suivi, il pourra sans hésiter et malgré, soit la réticence, soit la dissimulation du proposant, conclure à son acceptation.

3° *Le proposant n'a jamais eu la syphilis et il affirme cependant avoir été atteint de cette maladie.*

Pour ceux qui n'ont aucune pratique de la syphiliographie, cette hypothèse peut paraître presque puérile, pour ne pas dire déplacée dans une étude qui a la prétention d'être sérieuse. Et cependant j'en appelle au témoignage de tous mes confrères et plus particulièrement de ceux qui se sont spécialisés dans

(1) E. Langlebert : *La syphilis dans ses rapports avec le mariage.* — Paris, 1878 ; page 32.

la pratique des maladies vénériennes. Que de fois il nous est donné de rassurer des esprit timorés qui se persuadent bien à tort d'être la proie du terrible virus ! Que de fois nous parvenons à grand peine à détromper certains syphiliomanes, dont la raison intacte pour tout autre sujet, s'égare à la pensée de ce mal qui, sans les atteindre jamais, les poursuit toujours ! Que de fois enfin, nos efforts restent vains, nos affirmations sont mises en doute, nos conseils deviennent inutiles, quand nous nous trouvons en présence de ces imaginations, qui, parvenus au paroxysme de la syphiliophobie, ne sont plus sensibles aux sages raisonnements qui voudraient les ramener à la réalité rassurante !

Mais, à côté de ces exagérations dont l'hypocondrie seule peut expliquer la cause, ne nous trouvons-nous pas aussi journellement en contact avec de malheureux individus que de vulgaires charlatans, des herboristes de rencontre, dans un but d'exploitation honteuse, ont induits en erreur et ont, pour ainsi dire, convaincus de syphilis ? Ces trop crédules victimes se présentent le plus souvent à nos consultations avec un air d'abattement, de désespoir même, qui pour un œil tant soit peu exercé est vraiment pathognomonique. Car, règle générale, et c'est ici une curieuse constatation que nous devons faire, la frayeur de la syphilis est bien plus grande chez ceux qui n'en sont atteints qu'en imagination, qui ne sont frappés, pourrions-nous dire, que de la *syphilis morale*, que chez ceux qui, en réalité, ont à en subir les coups. Dans ces conditions, si un médecin honnête et sérieux cherche à démontrer à ces sortes d'égarés, qu'ils ont été victimes d'une déplorable duperie, que leur mal n'existe qu'à l'état imaginaire et au profit du triste empirique qui les a trompés, il est rare qu'il parvienne à les convaincre et à les rassurer. Bien heureux encore, si lui-même n'est pas parfois traité d'ignorant ou d'incapable !

Ajoutons enfin, pour terminer l'énumération de ces maniaques de la syphilis, cette catégorie de malades qui, ayant été atteints *autrefois*, disent-ils presque toujours, soit de blennorrhagie ou de balanite, soit de chancres simples ou d'un bubon suppuré, s'imaginent et affirment avoir eu *une bonne vérole.*

Ceux-là du moins, s'ils abondent, sont bien excusables en vérité ; car enfin le public n'est pas tenu de connaître à fond toutes les théories sur la dualité des virus, auxquelles, il faut d'ailleurs l'avouer, quelques médecins eux-mêmes sont encore réfractaires.

En énumérant ces diverses classes de pseudo-syphilitiques, notre intention était de prouver d'abord que leur nombre est bien plus considérable qu'on ne le suppose en général et, en second lieu, de mettre en garde les médecins d'assurances contre les déclarations exagérées de certains proposants dont la sincérité va quelquefois jusqu'à la bonhomie. De telles déclarations, en effet, qui n'auraient cependant aucune raison d'être, pourraient, dans certains cas, unies à d'autres circonstances douteuses, entraîner bien à tort une conclusion défavorable.

Le médecin prudent devra donc, quand un proposant lui déclarera avoir été atteint de syphilis, ne pas s'en tenir à cette affirmation superficielle et encore moins la constater sur son rapport, sans s'être au préalable bien assuré du fait. Le plus souvent quelques rapides indications obtenues à la suite des questions essentielles qui ont été formulées par M. le professeur Langlebert, suffiront pour lui faire comprendre l'erreur du proposant et par suite pour agir en conséquence. Pour notre part, nous nous bornons, en pareil cas, à demander à la personne à assurer si elle n'a jamais eu, à la suite de son chancre, ou quelques taches sur le corps, ou quelques ulcérations à la gorge. Quand sa réponse est négative, notre conviction est faite et nous concluons qu'elle n'a jamais eu la vérole.

4° *Le proposant n'a jamais eu la syphilis et il fait sa déclaration en conséquence.*

Dans cette hypothèse, la question est réduite à sa plus simple expression; aussi le médecin examinateur après s'être très prudemment assuré de la sincérité de la déclaration, n'aura-t-il qu'à passer outre.

Voilà donc le docteur de la Compagnie parfaitement renseigné sur l'état du proposant au point de vue syphilitique. Fort des indications qu'il a reçues, il peut alors, sans hésitation, se prononcer dans un sens ou dans l'autre. Si, en conscience, il considère que la maladie est assez grave pour entraîner des risques de mort prématurée, sa conclusion est négative; si, au contraire, la syphilis en question ne présente ou n'a présenté aucun caractère malin, il indique franchement son opinion favorable et la motive au besoin.

Cette manière indirecte d'agir nous semble présenter toute sorte d'avantages. En effet, les questions que le médecin a posées, il les a faites de son chef, de son autorité, d'abord à un point de vue général et eu égard à l'ensemble de la constitution. Puis, s'engageant peu à peu vers le point de vue spécial ou spécifique, pour être plus précis, il ne s'est en rien départi du tact et de la discrétion nécessaires. Par quelques détours adroits, sous prétexte de bien connaître le tempérament, il est parvenu à obtenir tous les renseignements dont il avait besoin, à faire la lumière sur les points qu'il devait éclaircir, et cela, sans compromettre en rien le prestige de la Société qu'il représente. Le proposant, de son côté, n'a pas eu à se formaliser de ces diverses investigations qui ne lui ont d'ailleurs paru que secondaires et dont il n'a même pas tardé à comprendre la nécessité, en songeant aux garanties que le médecin doit fournir à la compagnie.

Tout est donc pour le mieux ; voilà les assureurs instruits de ce qu'ils voulaient savoir, et les proposants ménagés dans leurs scrupules ; n'était-ce pas le but qu'on se proposait d'atteindre? Des deux voies qui y conduisent, l'une est semée d'écueils qu'il est difficile, impossible même d'éviter, c'est celle que suivent certaines compagnies ; l'autre est sans danger et, en somme, tout aussi directe, malgré les détours qu'elle semble présenter, c'est celle que nous voudrions voir adopter. Entre les deux, l'hésitation n'est pas permise.

3° Des moyens de correspondance entre le médecin examinateur et le Conseil médical.

Lorsque le médecin ordinaire de la Compagnie, en cas d'existence de la syphilis chez le proposant, a décidé ses conclusions dans un sens ou dans l'autre, il est de son devoir de les motiver dans le rapport médical, ne serait-ce que par quelques lignes. Il le doit d'autant plus que sa constatation *de visu*, son appréciation personnelle sur ce genre de maladie, nous paraît avoir une signification beaucoup plus grande que dans la plupart des autres affections. En effet, si un grand nombre de prédispositions morbides bien déterminées, nous ne saurions trop revenir sur ce sujet, laissent pressentir, chez tous ceux qui en sont atteints à un égal degré, les mêmes chances, les mêmes risques, les mêmes dangers de mort, il n'en est pas du tout de même pour la syphilis, dont le caractère et la nature varient avec les individus.

C'est donc au médecin examinateur, à celui qui a pu toucher du doigt et le mal et la victime, qu'il appartient, par excellence, de se prononcer sur le sort probable de telle ou telle vérole, sur le retentissement qu'elle peut produire dans l'organisme, sur les conséquences qu'elle peut entraîner pour la santé générale ; c'est lui seul, en un mot, qui est dans les conditions voulues pour définir exactement, à ce point de vue particulier, la situation pathologique de l'intéressé.

S'il en est ainsi, et nous ne saurions assez l'affirmer, le médecin examinateur doit donc, toutes les fois qu'il constate la syphilis chez le proposant, exprimer son opinion à ce sujet et même la formuler en termes précis. Or, en l'état, nous le demandons, c'est-à-dire avec les moyens mis en usage par les Compagnies, la chose est-elle possible sans tomber dans les inconvénients de la demande directe?

On suppose peut-être que quelques mots tracés à la hâte au chapitre des *Observations particulières*, où ils passeront probablement inaperçus, doivent suffire ; erreur ! On pense peut-être encore que de rapides annotations écrites dans un style technique pourraient satisfaire, sous prétexte qu'elles ne seraient comprises que de l'homme de la partie, du Conseil médical ; erreur aussi ! Si nous voulons des garanties pour les assureurs, nous en voulons de même pour les assurés ; et la première que nous exigions pour eux, c'est de les mettre à l'abri de ces révélations compromettantes qu'on voudrait leur imposer et qui ne doivent pas sortir du cabinet, j'allais dire du confessionnal du médecin.

A ce sujet que faire donc ? — Le moyen est encore tout indiqué et nous le formulons ainsi : Toutes les fois qu'il s'agit, en fait d'assurances sur la vie, d'une question de syphilis, le médecin ordinaire doit adresser directement au médecin en chef de la Compagnie, sous pli cacheté et surtout sous le couvert du secret médical le plus absolu, ses conclusions personnelles. — Là, croyons-nous, est la seule solution qu'il soit possible d'adopter, la seule qui ne présente que des avantages.

Dans une lettre particulière, en effet, le médecin examinateur pourrait sans crainte donner au Conseil médical tous les développements qu'il croirait utiles en pareille circonstance ; il pourrait mieux préciser, pour chaque cas, les détails de ses constatations et mieux soutenir les motifs de ses conclusions. Le médecin en chef, à son tour, ayant en main des éléments plus complets et indispensables pour se prononcer à distance, n'agirait plus qu'en pleine connaissance de cause ; il accepterait ou réfuterait avec plus de clairvoyance les assertions de son collègue, et par là on éviterait le plus souvent ce manque d'harmonie dans les appréciations qui, inévitable quelquefois, ne doit se produire que le plus rarement possible.

En cas de divergence d'opinion, les médecins auraient à échanger entr'eux leurs impressions, leurs vues personnelles. Or, comme de la discussion jaillit la lumière, ces entretiens écrits les conduiraient bientôt à une parfaite communion d'idées sur chaque cas particulier. Cet accord scientifique ne serait-il pas pour les compagnies une des plus grandes garanties qu'elles devraient rechercher ?

En outre, ces rapports directs s'établissant entre les médecins ordinaires et le médecin en chef d'une même société, auraient encore l'avantage de faire naître entr'eux des relations de bonne confraternité ainsi que de mutuels échanges d'appréciations sur la manière de remplir le mandat commun qui leur est confié. En peu de temps, croyons-nous, le côté médical des assurances sur la vie aurait sensiblement gagné à de semblables dispositions et peu à peu de nouveaux progrès s'effectuant, on toucherait de très près à la perfection.

On nous objectera peut-être que cette correspondance imposée aux médecins dans les cas de syphilis, correspondance que nous voudrions même voir s'étendre à tous les cas difficiles ou douteux en dehors de la maladie vénérienne, va augmenter beaucoup le travail de chaque examen. Nous ne le contestons pas ; et pour preuve, c'est que nous demandons aux compagnies de se rendre exactement compte des avantages que leur offrirait le système que nous proposons, bien persuadé qu'après avoir compris ces avantages en même temps que les nouvelles exigences de cette manière de procéder, elles ne feront pas difficulté d'agir en conséquence vis-à-vis de leurs docteurs.

Il est certain, en effet, que les honoraires des médecins d'assurances tels qu'ils ont été fixés jusqu'à ce jour, sont absolument insuffisants. On est même surpris de ne pas voir les sociétés mieux comprendre qu'il est de leur propre intérêt de les élever au double et, mieux encore, au triple de ce qu'ils sont aujourd'hui. Penser qu'à ces dernières conditions on serait encore loin des tarifs ordinaires des consultations écrites, c'est se prononcer sans réplique; car enfin, les rapports médicaux, tels que nous les entendons, seraient-ils autre chose ? Quand on réfléchit que la prospérité des compagnies dépend beaucoup du choix de leurs médecins, du zèle et des soins que ceux-ci consacrent à l'accomplissement de leur tâche, on s'étonne à bon droit de la parcimonie qu'elles apportent dans les rétributions accordées à la partie médicale de leur service, c'est-à-dire à cette partie essentielle qui forme, à proprement parler, tout le pivot de leur organisation. Pour apprécier cette insuffisance à sa juste valeur, qu'on compare, par exemple, les honoraires des médecins et les rémunérations exagérées que, chaque jour, ces mêmes compagnies délivrent si généreusement à leurs intermédiaires et courtiers.

Or, si les médecins apportent déjà en l'état actuel et malgré cette parcimonie extrême contre laquelle nous avons cru devoir protester, une minutieuse attention à l'examen des personnes à assurer, nul doute qu'une fois mieux rétribués et appréciant mieux les sacrifices des compagnies en leur faveur, ils n'accomplissent leur mission, sinon avec plus de conscience, du moins avec de plus patientes et plus minutieuses recherches. Leur zèle ainsi stimulé, les correspondances techniques entre les médecins examinateurs et les Conseils médicaux deviendront fréquentes et se reproduiront toujours au profit des compagnies. Alors aucune décision ne sera prise sur l'acceptation ou le refus d'un proposant douteux sans une entente préalable complète, sans un accord parfait. Ne serait-ce pas agir avec une certitude presque absolue ? Ne serait-ce pas donner à toute décision, par cette constante et commune harmonie, une force plus grande et, disons-le, irrécusable?

VI

Voilà donc très longuement énumérées toutes les conditions que nous jugeons nécessaires pour éviter d'admettre au bénéfice de l'assurance des personnes atteintes de syphilis d'une certaine gravité, c'est-à-dire de syphilis susceptible d'augmenter les risques de mort. Ces conditions basées sur le choix des médecins, sur l'introduction dans le rapport médical d'une question générale relative à l'état constitutionnel, et enfin sur un nouveau mode de correspondance directe entre les docteurs de la compagnie, ne peuvent manquer, si elles sont bien observées, de donner des résultats très satisfaisants. Toutefois, comme dans un pareil sujet il n'y a rien d'absolument certain, ne nous faisons pas illusion et surtout ne poussons pas la témérité jusqu'à soutenir que, grâce à l'application de notre système, toute chance d'erreur serait désormais évitée. Nous n'hésitons pas à reconnaître, au contraire, qu'exceptionnellement et malgré toutes ces garanties, l'admission d'un syphilitique grave pourra être prononcée et par suite une mort prématurée survenir de ce fait. En ce cas, quelle devra être la conduite des compagnies d'assurances ? — C'est le dernier point que nous ayons à résoudre.

Dans tout le cours de cette dissertation on aura sans doute remarqué avec quel soin scrupuleux nous avons recherché les moyens d'attribuer aux décisions des médecins sur le compte des personnes à assurer un caractère précis, judicieux, raisonnable. Nous avons même poussé si loin nos exigences à ce point de vue, que nous avons considéré comme l'idéal à atteindre dans notre système de donner toujours à ces décisions la double sanction du médecin ordinaire et du médecin en chef. De plus, nous croyons avoir fait tous nos efforts pour indiquer de la manière la plus précise toutes les précautions qu'il y avait à prendre, tous les moyens de prévoyance qu'il fallait mettre en œuvre, en cas de syphilis, pour éviter jusqu'aux moindres chances d'erreur. En agissant ainsi nous avions en vue un but parfaitement déterminé, et ce but n'était autre que de pouvoir, après démonstration complète, dire enfin aux compagnies : N'acceptez jamais un proposant au bénéfice de l'assurance sans l'assentiment précis et unanime de vos deux médecins, ou au moins sans la déclaration formelle de votre conseil médical dans les cas où le médecin ordinaire, après le dépôt de son rapport et de ses observations particulières, s'en remettra à l'appréciation exclusive de son chef. Mais, une fois votre acceptation prononcée conformément aux conclusions favorables des hommes de l'art en qui vous avez placé votre confiance, gardez-vous de toute revendication rétrospective pour cause de maladie antérieure au contrat et quelles que soient les chances de réussite de l'action judiciaire que vous intenteriez ; passez outre pour les cas de syphilis plus encore que pour toute autre affection. Là est la condition inéluctable de votre succès et de votre avenir.

Cette ligne de conduite, nous l'avons dit, sera quelquefois pénible à suivre pour les compagnies qui se croiront victimes de la part de leur assuré d'une sorte de tromperie coupable, dont l'article 348 du code de commerce ferait aisément justice ; souvent même, elle sera, au moins en apparence, nuisible à leurs intérêts. Que les compagnies se rassurent ; à ce sujet, comme presque toujours, les apparences sont trompeuses et, en aucun cas, il ne leur sera préjudiciable de renoncer à un procès dont les suites, même avec gain de cause, pourraient compromettre leur prospérité et leur prestige. Si la fatalité les a conduites à admettre par exception un cas malheureux de syphilis qu'elles n'auraient pas dû accepter, et si, par ce fait, un sinistre de mort prématurée est venu obérer leur caisse, qu'elles en prennent bravement leur parti : disons même mieux, si elles veulent conserver intact le principe fondamental sur lequel repose leur institution, qu'elles s'exécutent dans ce cas plus ponctuellement encore que dans tout autre. En vain elles objecteraient telle ou telle raison ; nous n'en accepterions aucune et les premiers nous nous lèverions pour les combattre !

Mais, abstraction faite de tous les raisonnements plus ou moins techniques qui précèdent, ces cas prétendus malheureux pour les assurances ne sont-ils pas, au contraire, les plus éloquents en leur faveur, les plus persuasifs, les plus entraînants ? Aussi allons-nous hardiment jusqu'à prétendre que ces faits survenant de loin en loin sont indispensables à leur prospérité. La preuve en est que très souvent les assureurs aiment à s'en prévaloir quand ils ont à dissiper les hésitations de certains esprits qu'ils cherchent à convaincre. Les compagnies d'assurances contre l'incendie font-elles jamais plus d'affaires qu'après un de ces grands sinistres qui les atteignent parfois cruellement, mais qui en même temps frappent et émeuvent l'opinion publique ?

Du reste, il n'y a pas à se faire illusion : Qui dit assurance, dit risque à courir par l'assureur et surtout risque à couvrir. Après avoir pris la branche-incendie pour terme de comparaison, que ne citons-nous aussi la branche-accidents ? Que ne recherchons-nous si, dans cette nouvelle catégorie d'assurances, il n'existe pas même parmi les sinistres produits dans les conditions voulues, c'est-à-dire stipulées sur les polices afférentes à cette branche, s'il n'existe pas, disons-nous, des cas qui correspondent jusqu'à un certain point aux cas de mort prématurée de l'assurance-vie ?... Bien que notre réponse à cette question soit de prime abord affirmative, citons un exemple qui fera mieux comprendre notre pensée et en même temps qui apportera à notre appréciation la logique irréfutable du fait.

D'une manière générale on définit l'accident en matière d'assurance : Toute lésion traumatique produite par le choc d'un objet compacte. Or, une assurance-accidents couvre les risques d'un chantier où travaillent une centaine d'hommes, par exemple. Au moment de la signature du contrat qui a rendu la police exécutoire, la Compagnie ne s'est en rien préoccupée ni de la constitution physique, ni du tempérament, ni des prédispositions morbides des ouvriers employés. Jamais, en effet, pareille formalité n'intervient en semblable circonstance ; elle serait d'ailleurs absolument impraticable.

Un accident se produit ; cet accident consiste, supposons-le, en une simple contusion d'un membre, contusion légère qui, dans les cas analogues, n'entraîne le plus souvent qu'une incapacité de travail d'une vingtaine de jours. Mais le sinistré est scrofuleux ; la contusion, au lieu de suivre sa marche naturelle vers la guérison, s'aggrave peu à peu. Malgré tous les résolutifs auxquels on a recours, les symptômes inflammatoires se développent de plus en plus. Une périostite se déclare ; bientôt survient la carie de l'os. En cet état, l'amputation seule peut sauver le blessé ; cette opération a lieu et le malade guérit.

La contusion du début n'a été très évidemment, en ce cas, que la cause occasionnelle, la cause déterminante du mal qui, par ses complications successives, a rendu nécessaire la section du membre. Et cependant, qui oserait affirmer que la Compagnie n'est pas responsable et qu'elle a le droit de refuser le sinistre ? Certainement le risque qu'elle a couru a été, par le fait du tempérament du blessé, bien supérieur à un risque ordinaire, au risque qu'elle a entendu assurer ; néanmoins sa garantie est engagée d'une manière directe et, par suite, l'indemnité qu'elle aura à payer sera proportionnelle non pas à la nature de l'accident mais au dommage subi par le sinistré.

Quelqu'exorbitante que puisse paraître tout d'abord une telle appréciation, des preuves judiciaires presque journalières la confirment. On comprend bien qu'elle n'est pas tout-à-fait en rapport avec les indications de la parfaite équité et qu'il devrait y avoir, en pareil cas, au moins matière à de larges circonstances atténuantes, mais d'autre part aussi, on se demande si, en s'engageant dans cette voie de réserve, on ne ferait pas surgir plus d'inconvénients que d'avantages.

Quoiqu'il en soit, ce fait, dont nous pourrions presque à l'infini multiplier les espèces, nous semble prouver jusqu'à l'évidence que toutes les branches d'assurances sont exposées à certains risques exceptionnels et particulièrement graves. Dans les assurances-vie, ce sont les morts prématurées qui constituent ce risque ; dans la branche-accidents, ce sont les complications produites par la mauvaise constitution des blessés, et ainsi de même dans toutes les autres branches dont l'énumération serait ici superflue.

Mais d'ailleurs, ne nous apitoyons pas plus longuement sur le sort des compagnies ; les bilans de la plupart d'entr'elles sont là pour nous rassurer. A défaut, nous n'aurions, avant de terminer nos réflexions, qu'à jeter un simple coup d'œil sur les tarifs eux-mêmes de la branche-vie, peut-être y trouverions-nous la preuve que les faits de mortalité hâtive y sont largement prévus.

A ce sujet, personne n'ignore plus aujourd'hui que les tables de Northampton, en Angleterre, et de Duvillard, en

France (1), connues sous le nom de tables de mortalité, ont servi de base aux calculs relatifs à la fixation des primes. Or, il a été reconnu depuis longtemps que ces statistiques comprenant la société dans sa masse, c'est-à-dire l'ensemble des individus sans distinction d'âge et de condition, de profession et de sexe, de santé ou de maladie, représentent la mortalité à un degré exagéré et estiment beaucoup trop bas la durée moyenne et proportionnelle de la vie aux différents âges. Ce seul fait bien établi, et on ne saurait le nier après les preuves mathématiques que nous avons fournies nous-même, qui oserait soutenir que les tarifs actuels ne sont pas très élevés eu égard à l'âge, aux conditions d'existence, à la profession et surtout à l'état de santé des personnes de choix qui forment la classe des assurés ? Cette élévation des tarifs ne saurait donc plus, à notre époque, avoir d'autre excuse ou d'autre raison d'être, que de permettre aux compagnies de tenir avec une ponctualité presque aveugle les engagements de leurs contrats ; de leur permettre d'agir toujours et en toute circonstance avec cette grandeur de vue qui fait leur force et qui assure leur avenir.

Qu'elles ne s'arrêtent donc pas à quelques cas malheureux qui, en réalité, ne se produisent pas assez souvent pour constituer autre chose que des questions de détail ; leurs vues sont plus grandioses, leur conduite doit être en rapport ! *Noblesse oblige*, disait-on autrefois pour rappeler leur devoir aux castes élevées ; noblesse oblige encore aujourd'hui, disons-nous, quand il s'agit pour les grandes sociétés financières de légitimer, par la libéralité de leurs actes, la con-

(1) A ce propos on invoque souvent aussi les tables de Deparcieux, mais c'est à tort.

La table de Deparcieux, en effet, dressée sur l'observation des décès survenus dans un groupe de mille tontiniers Hollandais, âgés de trois ans au commencement de l'observation, c'est-à-dire sur des têtes choisies, n'a servi de base de calcul que pour les rentes viagères et pour les assurances en cas de vie. (Note de l'Auteur.)

fiance qu'on leur accorde. S'il n'en était pas ainsi, le public assurable aurait le plus grand tort de se taire et de ne pas dire, sous forme de reproche, aux compagnies d'assurances : Vos bénéfices sont exagérés, parce que vous les faites à nos dépens, parce que vous les faites en nous imposant des primes plus fortes que ne le comporte l'estimation raisonnable de la mortalité moyenne.

Après cela, qu'on ne vienne pas nous objecter que toutes nos considérations ne peuvent atteindre ni les termes des contrats, ni les termes de l'article 348. D'accord, répondrions-nous : mais si elles n'en modifient pas la lettre, elles doivent du moins en modifier l'esprit. Maintenant, en effet, on sait à quoi s'en tenir et on n'ignore plus que les faits de mort prématurée, soit par suite de syphilis, soit par toute autre cause, ont été largement escomptés à l'avance et qu'ils forment, pour ainsi dire, l'essence même des assurances sur la vie. Sans eux, il n'y aurait plus pour les compagnies ni éventualités, ni risques à courir ; il n'y aurait que des échéances.

Mais les Sociétés d'assurances ont sans doute déjà compris toute la portée de nos arguments, toute leur logique. Peut-être même, convaincues par la justesse de nos observations, adopteront-elles les conclusions que nous aurons à leur soumettre. S'il en est ainsi, et nous l'espérons avec une entière confiance, il n'y a plus de récriminations possibles ; notre entente est complète ; nous n'avons qu'à la justifier.

En matière d'assurances, il existe une sorte d'axiome qui établit que la valeur vraie, mathématique du risque ne peut exister que théoriquement et, comme conséquence, que les tarifs ne pourront jamais être rigoureusement exacts et qu'ils resteront toujours l'appréciation approximative du risque augmentée de la couverture nécessaire pour frais généraux et bénéfices indispensables. Oui, nous le disons en y insistant, les bénéfices des compagnies sont indispensables, car ils constituent la garantie essentielle de leur solvabilité, solvabilité qui doit être absolue et, plus encore, à l'abri de toute suspicion. Si les Sociétés d'assurances n'avaient pas des bénéfices, elles auraient des pertes et, en ce cas, leur ruine serait prochaine, atteignant aussi bien les assurés que les actionnaires.

Nous disions donc, qu'en l'état actuel, les tarifs sont basés sur l'appréciation approximative du risque augmentée de la couverture nécessaire aux frais généraux et aux bénéfices. Mais nous voulons imposer aux compagnies une autre charge, celle de liquider presqu'aveuglément les sinistres de mort prématurée ; c'est en somme une nouvelle obligation que nous leur créons, obligation qui, à son tour, exigerait sa couverture, si celle-ci ne se présentait pas tout naturellement à notre esprit, se dégageant très à propos des réflexions qui précèdent. En effet, ne la trouvons-nous pas établie précisément dans cette élévation relative des tarifs que nous venons de signaler ? Ne se présente-t-elle pas à nous comme la base naturelle de la réforme que nous proposons ? En résumé donc, il ne faut voir dans ces deux faits, d'un côté la nouvelle obligation à imposer aux compagnies, et d'autre part la cherté apparente de l'assurance, qu'une très heureuse compensation, compensation qui est à la fois juste, équitable et nécessaire.

Qu'il en soit ainsi, et nous, assurés, nous serons les premiers à dire aux assureurs ; maintenez vos tarifs parce qu'ils vous sont indispensables pour nous donner l'entière sécurité que nous exigeons de vous ; maintenez-les parce qu'ils vous permettront de régler sans hésitation les sinistres malheureux et exceptionnels de mort prématurée ; maintenez-les, enfin, parce qu'après avoir été notre garantie, ils nous retourneront sous forme de participation dans les bénéfices.

VII

Maintenant que nous avons exposé dans tous leurs détails nos vues personnelles sur le sujet que nous avions à traiter, il ne nous reste plus, pour avoir accompli notre tâche, qu'à jeter un coup d'œil rapide sur les divers jugements qui ont servi d'entrée en matière à cette étude ; nous n'avons plus qu'à apprécier quelques-uns des considérants sur lesquels ces jugements sont fondés et à voir jusqu'à quel point ils sont en contradiction avec les idées que nous avons émises. C'est par cette sorte d'analyse que se termineront les considérations que nous avions à faire valoir.

1° Le jugement du tribunal civil d'Yvetot ayant été confirmé et par suite reproduit dans des termes sinon identiques du moins analogues par la Cour de Rouen, il serait superflu de nous y arrêter. Mieux vaut aborder immédiatement l'arrêt confirmatif de la Cour.

2° Dans un de ses premiers considérants, la Cour de Rouen « s'exprime ainsi : « Attendu que l'article premier de la « police porte que les déclarations de l'assuré servant de « base à la convention, toute réticence, toute déclaration « fausse ou inexacte, de nature à modifier l'opinion de la « compagnie sur le risque, annulent l'assurance. »

Ce considérant, qui n'est, en réalité, que la reproduction d'un article commun à presque toutes les polices d'assurances et qui en est même la base la plus essentielle, mérite, vu sa gravité, de nous arrêter un instant.

Tandis que l'article 348 du code de commerce, article que nous avons déjà eu à citer maintes fois, établit qu'en matière d'assurances (1), toute réticence, toute fausse déclaration, même quand elles n'entraînent pas l'augmentation du risque, suffisent pour motiver l'annulation du contrat, les assurances sur la vie ont cru devoir modifier le sens par trop rigoureux de cet article. Pour elles, en effet, il faut que la réticence ou la fausse déclaration *soit de nature à modifier l'opinion de la compagnie sur le risque* pour annuler l'assurance.

Une telle modification apportée par les Sociétés d'assurances à la rédaction du code de commerce est, en vérité, fort rationnelle et on ne peut que l'approuver. Mais est-ce bien à leur libéralisme seul qu'il faut l'attribuer ? Nous le croyons d'autant moins que pour ces institutions il y avait là une condition indispensable à leur fonctionnement et, disons mieux, à leur existence même. Leur principe était en jeu ; une concession était nécessaire, elles l'ont faite ; voilà leur seul mérite. Car enfin, si une réticence quelconque dont on n'aurait à apprécier ni la nature, ni la portée, constituait une cause suffisante d'annulation de contrat, toute l'énergie dont est capable un esprit judicieux ne serait pas assez puissante pour proclamer assez haut qu'aucun des contrats qui existent actuellement ne serait à l'abri de déchéance. Quel assuré, en effet, même parmi ceux qui sont de la plus parfaite bonne foi, n'a pas fait sur ses antécédents pathologiques, au moment de l'examen médical, quelque réticence involontaire ? Quelle mémoire, même parmi les plus fidèles, n'a pas omis, au moment de cette même formalité, quelque

(1) C'est peut-être aller un peu loin que de faire application aux assurances sur la vie de cet article 348 du Code de commerce, qui a été rédigé à une époque où il n'existait d'autre assurance que l'assurance maritime. Mais en cela, nous ne faisons que suivre l'exemple qui nous a été donné dans de nombreux arrêts ou jugements qui, soit par analogie, soit par extension de texte, ont déclaré ce même article applicable aux assurances terrestres. (Note de l'Auteur.)

déclaration de plus ou moins d'importance dont les compagnies, en cas de besoin, auraient le droit de se prévaloir devant les tribunaux ? Quelle police, en un mot, serait protégée, nous le demandons, contre cette arme offensive toujours menaçante de la réticence ou de la fausse déclaration ?

Mais fort heureusement il n'en est pas ainsi. Les Sociétés d'assurances sur la vie se réservent bien encore des clauses suffisamment protectrices, mais elles ont du moins sauvé les apparences, puisqu'elles établissent d'elles-mêmes, bon gré mal gré, que la réticence, pour devenir le sujet de leurs revendications, doit avoir été faite dans le but de les induire en erreur en dissimulant les conditions du risque. En cet état, la question se trouve donc réduite à savoir quelles sont les maladies susceptibles d'influer sur la durée de la vie humaine, c'est-à-dire, pour employer les termes précis de la police, quelles sont les maladies de nature à modifier l'opinion des compagnies sur le risque qu'elles ont à courir.

La réponse à cette question n'est pas facile, il faut le reconnaître, et la délimitation plus embarrassante encore à préciser. Toutefois, nous trouvons dans l'étude médico-légale du professeur Taylor une page qui, sans donner une solution précise et directe au problème, nous paraît cependant très utile à citer à cause des précieux renseignements qu'elle contient. L'autorité incontestable d'un maître en pareille matière est toujours bonne à connaître. « Il est impossible, dit cet auteur, de donner des règles générales pour déterminer quelles maladies tendent à abréger la vie et quelles sont celles qui n'y tendent pas. On peut appeler ainsi toutes les indispositions; mais la loi délimite ici nettement la signification de ces mots en ne les appliquant qu'aux maladies qui, au point de vue médical, sont regardées comme sérieuses, et qui, dans la règle, peuvent directement ou indirectement affecter la durée de la vie de toute personne qui en souffre. Ce fut là la solution donnée à cette question dans l'affaire Watson, contre Mainwaring, dans laquelle le paiement du montant de la police fut refusé, parce que l'assuré souffrait, au moment où il contractait l'assurance, de ce que l'on appelle une *dyspepsie organique* et que ce fait avait été tenu caché aux assureurs. On posa au jury la question de savoir si la maladie dont le décédé était affecté et de laquelle il était mort, était au temps de l'assurance une dyspepsie ordinaire ou organique.

« Le juge, en posant la question au jury, dit : « Toutes les indispositions ont plus ou moins de tendance à abréger la vie, même les plus légères ; par exemple, les cors aux pieds peuvent finir par la gangrène, mais ce n'est pas là le sens de la clause. Si l'on devait considérer la dyspepsie comme une maladie tendant à abréger la vie, la moitié des hommes de loi ne pourraient assurer leur vie. » Nous apprenons par cet exemple qu'une personne peut mourir d'une maladie dont elle souffrait à l'époque de l'assurance, et ses représentants recouvrer cependant le montant de la police, lorsque la maladie dont est morte la personne n'abrége pas habituellement la vie. C'est là une interprétation équitable, car les assureurs n'ont pas le droit de forcer le sens des termes de la police, ni de prendre avantage de ce que l'on regarde comme un résultat accidentel. D'autres décisions nous apprennent que, pour rendre une police valide, il n'est pas nécessaire que l'assuré ait été, au moment où l'assurance a été contractée, entièrement libre de tout germe d'indisposition ou de maladie cachée. Une personne peut souffrir d'une indisposition encore inconnue, ulcération de l'estomac et des intestins, par exemple, amenant une perforation ; mais lorsque, comme cela arrive d'habitude, ce désordre n'est connu ni d'elle ni de son médecin, les assureurs sont forcés d'en courir les risques. Dans l'affaire de sir James

Roos, lord Mansfield soutint que la garantie était suffisante, lorsque, au moment de l'assurance, la personne était dans un état moyen de bonne santé. Une vie peut être bonne à assurer quoique la personne souffre de quelque infirmité corporelle (1). »

Si l'on accorde à ces réflexions du savant professeur anglais toute la signification qu'elles comportent, on est forcé de reconnaître que la réticence ou la fausse déclaration de l'assuré, pour devenir une cause d'annulation du contrat, doit porter sur des faits vraiment graves, c'est-à-dire sur des maladies entraînant des chances directes de mort prématurée. C'est là, nous dira-t-on, une affaire d'appréciation ; oui, sans doute, mais nous avouons en toute sincérité, que nous ne comprendrions pas mieux, en pareille circonstance, des experts qui émettraient des conclusions trop rigoureuses pour les assurés, que des juges qui se montreraient trop favorables aux compagnies.

De même, car on ne saurait être blâmé d'avoir le courage de son opinion, il nous est impossible, sans critiquer d'une manière absolue l'arrêt de la Cour de Rouen, de ne pas trouver au moins inopportuns les derniers considérants ainsi conçus : « Attendu que les conventions librement formées tiennent lieu de loi à ceux qui les ont faites (art. 1134 du Code civil) ; que, d'ailleurs, et à défaut de stipulation expresse et immédiate, il est de principe en matière d'assurances, que toute réticence, que toute déclaration de la part de l'assuré, qui diminueraient l'opinion du risque ou en changeraient le sujet, annulent le contrat (art. 348 du Code de commerce).

« Qu'il en est ainsi aux termes de droit, alors même que la réticence ou la fausse déclaration n'aurait pas influé sur le dommage ou la perte de l'objet assuré ;

(1) Taylor et Tardieu — Ouvrage cité. P. 55.

« Qu'il importe donc peu que les affections qui avaient altéré la santé de B... *aient ou non influé sur son décès prématuré.* »

Pourquoi renchérir ainsi sur les termes de la police ? Pourquoi surtout sacrifier aux termes de droit *les termes précis de conventions librement formées* ?... C'est vraiment aller beaucoup trop loin et vouloir, qu'on nous passe une expression consacrée jadis, être pour ainsi dire plus royaliste que le roi !

D'après nous, cette condition de gravité nécessaire en première ligne à la réticence, pour lui donner force d'annulation, n'est pas encore suffisante. Deux autres conditions nous paraissent également indispensables, nous entendons la connaissance et la volonté du proposant. Un exemple fera mieux comprendre notre pensée.

Il est certaines maladies graves, terribles même, qui ont cet heureux et rare privilége de se laisser quelquefois ignorer de ceux qu'elles frappent. Ne citons, par exemple, à l'appui de cette affirmation que l'épilepsie, l'albuminurie et le diabète. Ce sont là des maladies, on ne saurait en disconvenir, essentiellement susceptibles d'augmenter les risques de mort. Or, le proposant atteint sans en avoir conscience, le fait n'est pas très rare, de l'une ou de l'autre de ces affections, n'en fait pas la déclaration à l'examen médical. Y a-t-il là fausse déclaration ? Oui, assurément ; mais cette fausse déclaration est faite sans connaissance de cause, sans volonté ; elle est faite de bonne foi, sans la moindre intention de diminuer le risque. Dans de telles conditions, l'appréciation juridique sera des plus délicates ; mais, à notre avis encore, l'expertise, en pareil cas, ne devra pas hésiter à conclure en faveur de l'assuré, et les tribunaux, de leur côté, à se prononcer dans le même sens. Car nous ne sachions pas qu'il soit du devoir de la magistrature de juger les faits dans leur brutalité, sans avoir à se préoccuper des circonstances qui ont pu en modifier le caractère.

Un autre passage des considérants de la cour de Rouen, qu'il est essentiel de souligner, est celui-ci : « Attendu que la veuve B... soutient, il est vrai, que l'examen subi par son mari chez le docteur T..., à Rouen, avant la conclusion définitive du traité, en a changé les conditions ;

« Que, sans doute, si par le fait spécial de ses agents, la police contenait une réticence ou une déclaration inexacte, la Compagnie serait responsable de l'omission ou de la rédaction vicieuse de son préposé ; qu'elle ne pourrait imputer sa propre faute à l'assuré qui a suivi sa foi ;

« Mais que le docteur T... n'a jamais été le représentant de la compagnie vis-à-vis de B... ; qu'il ne s'est substitué à l'assureur ni dans la constatation des circonstances, ni dans la rédaction de la police ;

« Que chargé par elle de la délicate mission de vérifier d'une part les déclarations de celui-ci, et de donner de l'autre un avis sur le mérite de ces déclarations, sa visite n'était qu'une garantie particulière, un contrôle exercé dans l'intérêt de l'assureur et complètement étranger à l'assuré ;

« Que le secret personnel imposé au médecin, comme son caractère professionnel. s'opposait à des révélations de cette nature et qu'aucun lien de droit ne s'est formé entre B... et lui ;

« Que c'est le 21 octobre que les réponses de B... étaient consignées sur la police par le préposé de la compagnie, tandis que l'examen médical n'avait lieu que le 30 ;

« Que cet examen ultérieur et purement confidentiel n'a donc pu ni modifier les statuts, sous l'empire desquels il a contracté, ni déplacer les responsabilités en couvrant le vice dont cet acte était infecté dès l'origine. »

Il est certain qu'au point de vue du droit strict, l'intervention du médecin, le procès-verbal de son examen, son rapport, en cas de constestations judiciaires, n'entrent pas directement en ligne de compte et même, d'après les termes de la Cour de Rouen, ne seraient pas de nature à être pris en considération. L'homme de l'art, en effet, n'est pas, en pareil cas, le représentant de la Compagnie, il n'en est que le conseil. Sa mission, comme nous l'avons établi nous-même d'après M. le Dr Fabre, se rapproche sensiblement de celle de l'architecte qui estime l'état d'un immeuble à vendre et qui en indique à son client la valeur plus ou moins grande. Son mémoire est favorable ou contraire, mais là s'arrête sa mission ; c'est à l'acquéreur, instruit par tous les renseignements qu'il vient de recevoir, à se décider dans un sens ou dans l'autre.

Ce rôle, qui est celui que la Cour de Rouen paraît vouloir attribuer sans restriction aux médecins d'assurances, ne nous paraît pas exempt de toute critique. Aussi, nous hâtons-nous de faire certaines réserves et d'ajouter dès maintenant que cette comparaison, toute judicieuse qu'elle soit, est loin cependant d'être absolument parfaite; si elle est exacte sur plusieurs points, elle ne l'est pas sur beaucoup d'autres. Ainsi l'acceptation du proposant par le médecin examinateur d'une compagnie d'assurance est un acte beaucoup plus significatif, laissant de côté, bien entendu, la nature même du sujet, que le simple rapport d'un architecte. Cette acceptation, surtout quand elle émane à la fois du médecin ordinaire et du conseil médical, ainsi que nous l'avons déjà démontré plus haut, revêt un caractère qui devrait être décisif aux yeux des compagnies pour leur interdire toute espèce de revendication judiciaire, quelque bien fondée quelle puisse être. C'est, en effet, une sorte de sanction technique devant laquelle les assureurs devraient invariablement s'incliner et qui touche presque à l'honneur médical.

Pour ma part, je n'hésite pas à l'affirmer, si un pareil désaveu, et ce mot n'est pas trop fort pour bien indiquer ma pensée, venait jamais à m'être infligé après un de mes examens, que je cherche toujours à faire aussi complets et aussi minutieux que possible, je n'hésiterais pas à protester contre un pareil procédé, que je considèrerais comme outrageant pour ma dignité, par une démission vivement motivée. En vain m'objecterait-on que la Compagnie n'a en vue que la réticence ou la fausse déclaration du proposant; je me croirais néanmoins trop responsable, si une erreur avait été commise, pour ne pas en subir les conséquences. Si maintenant, on me demande combien de mes confrères pensent et au besoin agiraient comme moi, je réponds, sans craindre d'être démenti : la généralité et peut-être même l'unanimité.

Or donc si les compagnies se rendent bien compte des vraies dispositions du corps médical à leur égard, elles se confieront à lui sans réserve. Et puisqu'en droit ou plutôt en fait ces excellentes dispositions ne peuvent être appréciées par les tribunaux, c'est aux sociétés d'assurances qu'il appartient de tout faire pour éviter de les laisser mettre en suspicion.

3° Nous arrivons maintenant au troisième des jugements dont nous avons à faire l'analyse, l'arrêt de la Cour de Hanovre. Dans celui-ci, la syphilis seule est en cause; il est, par conséquent, le plus significatif pour notre sujet et aussi, suivant nous, le plus sujet à critique.

Le Tribunal de Hanovre, après plusieurs considérants analogues à ceux que nous venons de discuter dans le paragraphe qui précède, ajoute : « Attendu que K... a déclaré, dans le rapport médical du médecin de la Compagnie, qu'il n'avait jamais été atteint d'aucune maladie des organes génitaux. »

Ce considérant n'est pas, il est vrai, d'une grande importance; mais il contient une erreur technique, commune d'ailleurs au Tribunal d'Yvetot et à la Cour de Rouen, qu'il est au moins opportun de relever. La syphilis n'est pas une maladie des organes génitaux, ni même des organes génito-urinaires; c'est une affection constitutionnelle et non une affection locale qui peut très bien se produire sans que les organes génito-urinaires jouent le moindre rôle dans l'infection. Témoins ces faits si fréquents de contagion médiate survenus par suite de l'allaitement, de la vaccine, de la circoncision, de l'usage d'objets et d'instruments souillés par le virus, où l'ulcère du début se développe sur la bouche, le sein, les doigts, etc., etc., c'est-à-dire sur les points mis en contact avec le principe infectant. Par suite de ce genre de contagion, les exemples ne sont pas rares des personnes qui n'ont jamais eu de maladie des organes génito-urinaires, tout en ayant été atteintes de syphilis.

Outre la nécessité qu'il y avait à signaler cette petite hérésie scientifique, que les magistrats étaient si excusables de commettre et qu'il leur sera si facile d'éviter à l'avenir, il nous convient de profiter de la même occasion pour affirmer une fois de plus ce fait indéniable que la syphilis n'est pas toujours la conséquence de la débauche et du vice. Le temps n'est plus heureusement où, ne faisant procéder cette maladie que de la dépravation seule, on ne voulait voir en elle que la juste punition du libertinage. Dans nos sociétés modernes on sait trop combien sont multiples les sources de la contagion pour oser encore, par un fâcheux oubli de tout principe philanthropique, soutenir ces vieilles théories rigoristes. A côté de ceux qui ont péri dans le danger parce qu'ils l'ont trop aimé, que de victimes innocentes de ce mal cruel! Que de syphilitiques inconscients qui subissent les coups de l'horrible virus sans les avoir jamais mérités!

Cette remarque, sur laquelle il serait superflu d'insister davantage, avait ici sa raison d'être. On ne saurait nier, en effet, qu'en toute circonstance de la vie et de quelque cause qu'il s'agisse, le mot de syphilis constitue pour celui auquel il s'adresse, comme une circonstance aggravante. C'est là un sentiment involontaire dont on ne peut se défendre et dont on ne se rend même pas bien compte, quelque rang, quelque situation qu'on occupe. Ne serait-il vraiment pas regrettable que les membres d'un tribunal appelé à se prononcer entre une compagnie d'assurances et un assuré qu'un sort malheureux aurait frappé de syphilis, fussent accessibles à un tel sentiment ?

Les derniers considérants de la Cour de Hanovre sont ainsi conçus : « Attendu que la Compagnie demande à prouver par témoins : 1° Que K... a été atteint en 1869 d'une maladie syphilitique pour laquelle il a été traité à l'hôpital civil de l'Indin ; 2° Que cette maladie influe sur la durée de la vie humaine ;

« Attendu que ces faits, s'ils étaient prouvés, entraîneraient l'annulation du contrat aux termes de l'article premier précité, une maladie syphilitique aggravant toujours les risques à courir ; en conséquence, le Tribunal admet la Compagnie à prouver par témoins. »

En vérité, nous voudrions bien savoir quels étaient ces témoins qui donnaient une si grande assurance à la Compagnie en question pour affirmer que l'assuré K... avait été atteint de syphilis deux années auparavant ; quelle était surtout la nature et la valeur des preuves qu'elle entendait invoquer. Cette Compagnie comptait-elle sur les médecins de l'hôpital désigné ? nous ne le supposons même pas ; — sur les registres de cet établissement ? mais ils sont secrets et personne n'a le droit d'aller y puiser le moindre renseignement ; — sur les dires des infirmiers, des voisins de lit du malade? mais leurs indications ne pouvaient avoir pour tout homme sérieux et plus encore pour des magistrats intègres que la portée d'odieux bavardages !... En dehors de ces diverses catégories de témoignages, nous nous demandons en vain à quel genre de révélations cette trop méticuleuse compagnie, dont il est fâcheux de ne pas connaître le nom, voulait faire allusion.

Inutile d'ajouter combien nous serions également désireux de connaître les statistiques ou les calculs sur lesquels elle s'appuyait pour établir que *la syphilis est une maladie qui influe sur la durée de la vie humaine.* Pour notre part, cette question a fait l'objet, dans le cours de ce travail, d'une argumentation trop minutieuse pour que nous ayions à y revenir. Toutefois, nous déclarons hautement que si une preuve péremptoire nous était donnée pour attester cette influence de la vérole sur la durée de la vie humaine, nous n'hésiterions pas à proclamer fausses les théories si rassurantes que nous avons soutenues. Mais, en revanche, jusqu'au jour où cette preuve, basée sur des faits et sur des chiffres assez précis pour la rendre indiscutable, nous sera donnée, nous soutiendrons une à une toutes les idées que nous avons émises dans ce travail avec cette énergie inflexible que donnent seules les convictions sincères.

Moins réfractaire que nous aux revendications de la compagnie intéressée, le Tribunal de Hanovre admit sans hésitation la compagnie à faire la preuve du fait allégué. Peut-être y eut-il dans cette satisfaction donnée à la demande d'une des deux parties, un exemple de parfaite justice ? Mais nous avouons, en toute franchise, ne pas le comprendre. Notre ingénuité, d'ailleurs, si ingénuité il y a à faire un pareil aveu, se trouve très à propos corroborée par un arrêt de la Cour de Paris en date du 13 décembre 1851. Cet arrêt confirmatif d'un juge-

ment du Tribunal de commerce, déclare : « Qu'une compa-
« gnie d'assurances sur la vie ne peut être admise à faire la
« preuve qu'au moment de l'assurance, l'assuré était atteint
« d'une maladie grave connue de lui et de sa famille, et
« que cette assurance n'a été que le résultat d'une combi-
« naison frauduleuse consentie entre lui et sa famille. »

Cet arrêt, que nous nous garderions de commenter et qui forme comme la péroraison naturelle de notre travail, confirme d'une manière éclatante la plus grande partie des idées que nous avons entendu défendre dans les pages qui précèdent. C'est donc avec confiance que nous opposons cet arrêt au jugement du Tribunal de Hanovre, bien persuadé que, le moment venu, il pèsera comme il convient dans la balance de la justice française !

CONCLUSIONS.

Après avoir envisagé dans son ensemble la question de la syphilis dans ses rapports avec les Assurances sur la vie, il ne sera peut-être pas superflu, dans l'intérêt des doctrines que nous avons voulu défendre, de résumer en quelques propositions précises les points essentiels de notre argumentation. Ces propositions établies, nous en déduirons plus aisément les conclusions pratiques qui en découlent.

I. — La crainte d'avoir à répondre, au moment de l'examen médical, à une question relative à la syphilis, éloigne de l'Assurance un certain nombre de personnes susceptibles de se faire assurer.

II. — Dans la grande majorité des cas, c'est-à-dire quatre-vingt-dix fois sur cent, la syphilis est sans influence directe sur la durée moyenne de la vie et par conséquent ne doit pas être un obstacle à l'assurance.

III. — Si le médecin examinateur possède les connaissances techniques nécessaires et un coup d'œil médical suffisant, il n'est pas probable qu'une syphilis grave, susceptible d'entraîner une mort prématurée, puisse échapper à son investigation.

IV. — En cas de syphilis faible et même de syphilis de moyenne intensité, lorsqu'un traitement régulier a été assez longtemps suivi, le médecin examinateur doit, sans hésiter, conclure à l'acceptation du proposant.

V. — Au contraire, en cas de syphilis vraiment grave, le rejet du proposant doit être la règle et son admission l'exception.

VI. — Cette admission exceptionnelle d'un proposant atteint de syphilis forte ne peut avoir lieu que lorsque les trois conditions suivantes sont bien constatées : 1° Date déjà assez ancienne de la maladie pour pouvoir en apprécier les conséquences ; 2° Certitude qu'une médication bien ordonnée a été fidèlement suivie pendant plusieurs années ; 3° Disparition complète de tout symptôme spécifique depuis la cessation du traitement.

VII. — En cas de syphilis forte, l'admission du proposant qui en a été atteint, ne doit être définitivement prononcée par les compagnies, qu'après l'avis favorable et conforme des deux médecins de l'Assurance, le Conseil médical et le médecin examinateur.

VIII. — Cette admission une fois prononcée, la compagnie est engagée au paiement du capital assuré, quelles que soient d'ailleurs l'époque et les causes du décès, en dehors toutefois des exceptions stipulées dans la police telles que guerre, voyage ou séjour hors d'Europe, suicide, duel et peine capitale.

Ces propositions établies, si les idées qui précèdent peuvent avoir quelque influence sur les décisions ultérieures des compagnies d'Assurances sur la vie, elles adopteront les conclusions suivantes :

I. — Suppression dans le questionnaire au proposant de toute demande directe relative à la syphilis.

II. — Introduction dans le rapport médical d'une question générale, tendant à appeler l'attention du médecin examinateur sur la nécessité d'une enquête sommaire et surtout dissimulée sur l'existence chez le proposant d'une maladie constitutionnelle.

III. — Mise en communication du Conseil médical et du médecin examinateur de la Compagnie par correspondance directe.

IV. — Augmentation des honoraires des médecins examinateurs.

V. — N'admettre au bénéfice de l'assurance un proposant atteint de syphilis grave, qu'après l'assentiment précis et unanime des deux médecins de la Compagnie.

VI. — En cas de mort prématurée d'un assuré par suite de syphilis, renoncer absolument à se prévaloir de sa réticence ou de sa dissimulation pour obtenir la résiliation du contrat.

FIN

Marseille. — Typ. et Lith. Barlatier-Feissat Père et Fils.

www.ingramcontent.com/pod-product-compliance
Ingram Content Group UK Ltd.
Pitfield, Milton Keynes, MK11 3LW, UK
UKHW020333180726
13839UKWH00002B/693